W0365790

Christine Rank

Der kleine Yogi

Kinderleichtes Yoga

Illustrationen: Susanne Krauß

Menschenkinder

9. Auflage 2009
Menschenkinder® Verlag, 48157 Münster

Redaktion: Jutta Nymphius
Satz und Layout: FACHWERK, Werbe- und Projektagentur, Münster
Druck: Schätzl Druck & Medien, Donauwörth

Printed in Germany 2009

Die Deutsche Bibliothek – CIP-Einheitsaufnahme
Rank, Christine:

Der kleine Yogi: kinderleichtes Yoga / Christine Rank.
Ill.: Susanne Krauß. - Münster: Menschenkinder®.
Buch..-2008

ISBN: 978-3-89516-077-6

Inhalt

Inhalt

Vorwort

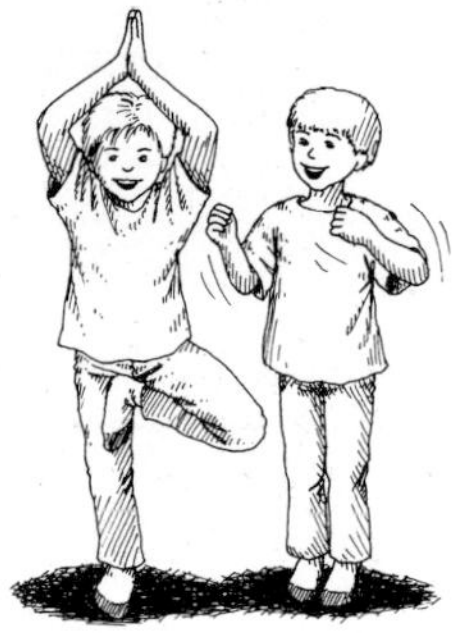

Während meiner langjährigen Tätigkeit als Yogalehrerin im Kinderschutzbund, in Kindergärten, Volkshochschulen und Grundschulen wurde vonseiten der Eltern, ErzieherInnen und LehrerInnen immer wieder der Wunsch nach einem praxisbezogenen und spielerischen Yogabuch speziell für Kinder laut. Auf Grund meiner außerordentlich guten Erfahrungen, nicht zuletzt bei meinen eigenen beiden Kindern, komme ich diesem Wunsch gern nach: Liebt es doch beispielsweise mein Sohn Christoph, der derzeit in der dritten Klasse ist, sich immer wieder zwischendurch zu strecken und sich in einen „Flieger“ oder „Baum“ zu verwandeln. Und für seinen jüngeren Bruder Johannes gehört es schon zum morgendlichen Aufsteh-Ritual, mit der Gorilla-Atmung für den Kindergarten in Schwung zu kommen.

Yoga ist nicht nur gesund, es macht auch einfach großen Spaß und steigert die Lebensfreude.

In diesem Sinn wünsche ich allen ein sonniges Üben.

Christine

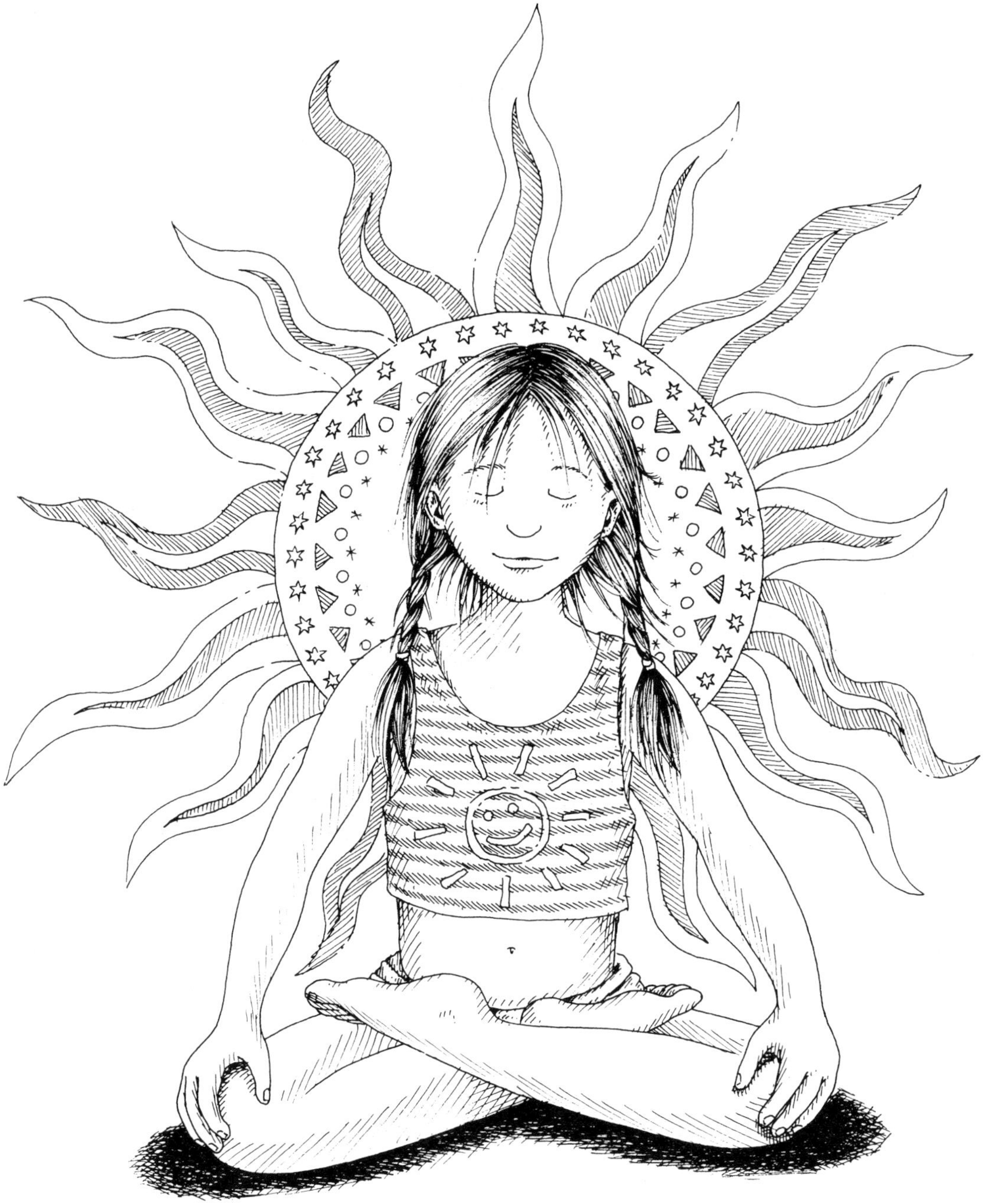

Einleitung

Große und kleine Kinder haben durch Yoga die Möglichkeit, sich immer wieder neu zu entdecken und den eigenen Körper besser wahrzunehmen. Yoga umfasst Körper, Seele und Geist als eine Einheit. So kann es Wegbereiter sein für ein Leben zu mehr körperlicher Gesundheit und geistiger Ausgeglichenheit. Die Übungen (Asanas) wirken harmonisierend, fördern das Selbstbewusstsein und steigern die Konzentrationsfähigkeit. Die Kinder erhalten die Gelegenheit, sowohl mehr Lebendigkeit als auch Ruhe und Stille in sich zu erleben.

Die Asanas wurden vor allem den Streckbewegungen der Tiere, besonders denen der Katzen, abgeschaut: In Indien, dem Herkunftsland des Yoga, gelten die Katzen als Sinnbild von Geschmeidigkeit und Entspannung. Daher tragen die Körperstellungen überwiegend Tier- und Pflanzennamen.

Yoga ist für alle Kinder geeignet, für dicke wie für dünne, für bewegliche und unbewegliche, für ruhige und temperamentvolle, für kleine und große. Jeder spürt seine eigenen Fähigkeiten, Vorlieben und Grenzen. So wie es beispielsweise keine Gebrauchsanweisung für „auf Bäume klettern“ gibt, so gibt es auch im Kinderyoga kein falsch oder richtig, keinen Leistungsdruck, keine Benotung oder Wertung. Jede Pflanze und jedes Tier ist einzigartig, erscheint anders, bewegt sich anders: zum Beispiel die Katze anders als der Gorilla, der Bär anders als der Löwe, der Fisch anders als die Schildkröte. Yoga lehrt uns, den eigenen Körper anzunehmen, wie er ist.

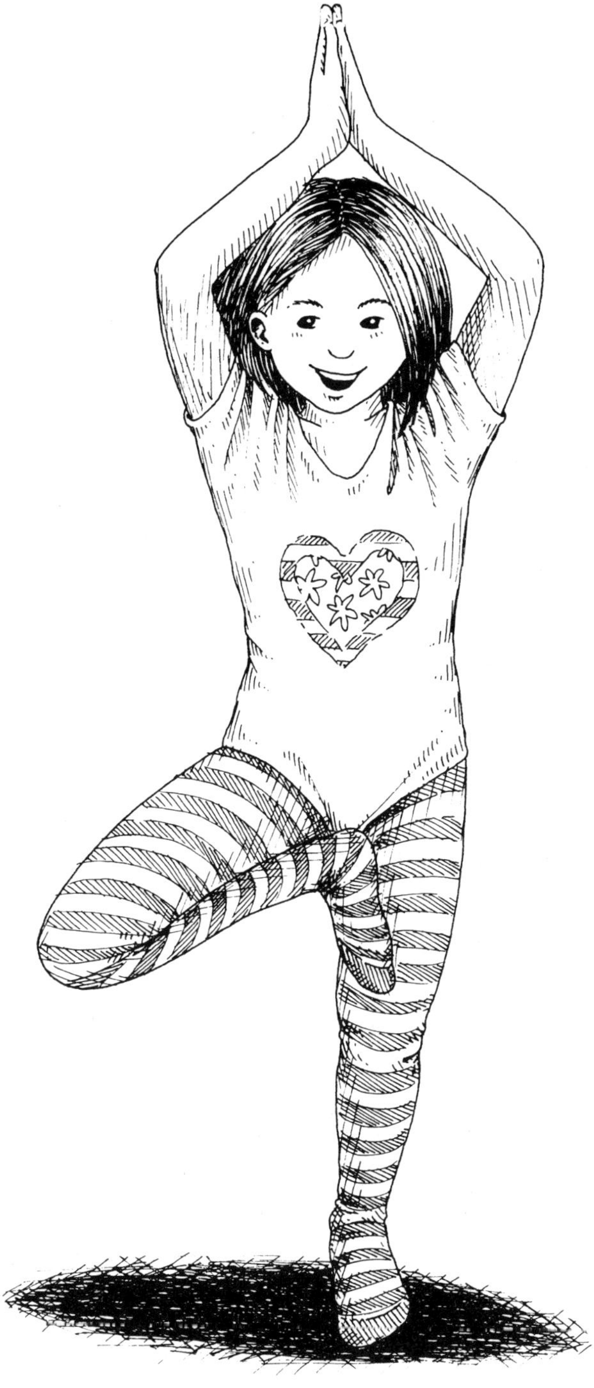

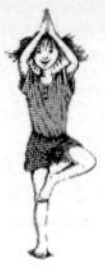

Yoga-Spielregeln

Was man beachten sollte

- Die Kinder sollten bequeme Kleidung tragen.

- Als Unterlage eignen sich Decken oder Yoga-Matten.

- Möbel, Spielsachen oder Ähnliches sollten beiseite geräumt werden, damit jedem Kind genügend Platz zur Verfügung steht.

- Die Übungen sollten nicht mit vollem Bauch gemacht werden.

- Kinder mit Fieber dürfen nicht teilnehmen.

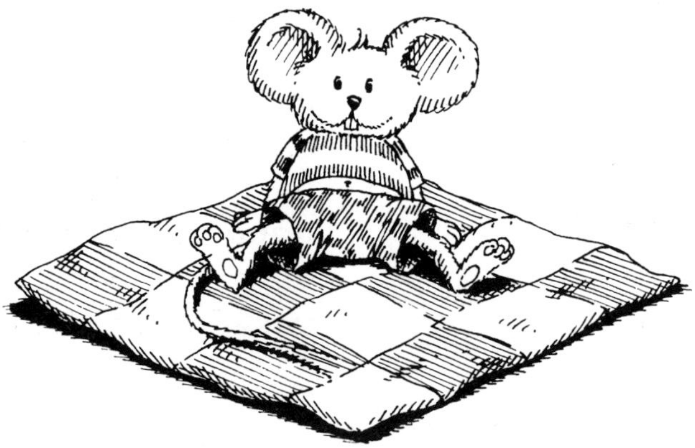

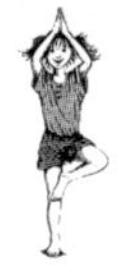

Der Aufbau einer Yoga-Einheit

Bevor man anfängt, ist es wichtig, immer erst zwei oder mehr Aufwärmübungen zu machen, um die Muskulatur ausreichend zu lockern und zu dehnen. Auch beispielsweise Katzen gähnen und strecken sich zunächst ausgiebig, bevor sie aktiv werden! Außerdem dienen die Aufwärmübungen dazu, erst einmal den Alltagsdruck (Spannungen, Unruhe, Aggressionen, Niedergeschlagenheit) loszuwerden.

Daran anschließend kann man einzelne Übungen/Asanas ausprobieren. Die Fragen mit diesem Zeichen

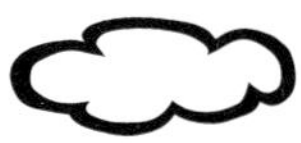

können während der Asanas gestellt werden. Sie dienen dazu, die Phantasie anzuregen und die Konzentration zu fördern, um so länger in der jeweiligen Stellung verweilen zu können.
Ältere Kinder, die schon einige Yoga-Erfahrung haben, können die Asanas übrigens auch durchaus eigenständig zu Hause durchführen.

Zum Ausklang der Übungen ist die End-Entspannung wichtig, sollte aber dennoch nicht erzwungen werden. In dieser Zeit kann man zur Ruhe kommen und neue Energien sammeln. Es ist stets besser, weniger Übungen zu machen, sich aber dafür mehr Zeit für die End-Entspannung zu nehmen! Wie lange diese dauert, richtet sich ganz nach Lust und Laune der Kinder.

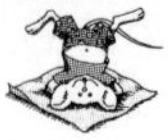

Der kleine Yogi

Wie Yoga entstanden ist: Eine Geschichte zum Vorlesen

In einem fernen Land, in Indien, lebte einst ein weiser, alter Mann. In seinem Leben hatte er viel Zeit damit zugebracht, Pflanzen und Tiere zu beobachten. Er wollte von ihnen abschauen, was sie tun, um im Leben zurechtzukommen und glücklich zu sein. Und jedes Tier und jede Pflanze zeigte ihm etwas anderes: Von den Katzen und Löwen lernte er, sich geschmeidig und sicher zu bewegen, von der Schildkröte das langsame und tiefe Atmen, von den Schmetterlingen Leichtigkeit und Fröhlichkeit und von den Bäumen Stärke und Stille.

Und von allen lernte er, wie wichtig die Sonne ist. Ohne Sonne gäbe es keine Wärme, kein Leben und kein Wachstum. Aus Dankbarkeit darüber begrüßte er nun jeden Morgen die Sonne mit dem Sonnengebet. Dazu faltete er die Hände und begrüßte nacheinander den Vater Himmel, die Mutter Erde und auch den Mond. Denn wenn die Sonne untergeht, wird es Nacht und der Mond zeigt sich. Die Natur drückte der weise Mann in Körperstellungen aus. Er bildete beispielsweise mit seinen Armen und Händen ein Blätterdach über seinem Kopf, spürte die Erde unter den Füßen und fühlte sich auf einmal sicher und standhaft wie ein Baum. Er ahmte den Löwen nach und entdeckte dessen Stärke und innere Freiheit.

Er stellte sich die Sonne mit geschlossenen Augen vor und in ihm wurde es warm und hell. So blieb er bis ins hohe Alter stark wie ein Baum, geschmeidig wie eine Katze, gesund und munter wie ein Fisch, fröhlich wie ein Schmetterling, weise wie eine Schildkröte und hell und freundlich wie die Sonne.

Bevor er am Ende seines langen Lebens gesund und friedlich einschlief, lehrte er seine Erfahrungen und Geheimnisse seinem Enkelkind Yogi. Das, was er der Natur abgeschaut hatte, die Übungen und Stellungen, nannte er Asanas.

Er wies den kleinen Yogi an, diese Geheimnisse weiterzugeben, damit viele Menschen gesund und glücklich leben könnten. Der kleine Yogi vergaß zunächst, was ihm der Großvater erzählt hatte. Aber eines Tages, als es ihm sehr schlecht ging, erinnerte er sich daran. Er machte die Asanas und es wurde ihm dabei ganz leicht ums Herz. Von nun an tat er dies regelmäßig, und besonders intensiv übte er, wenn er Schwierigkeiten hatte.

Als der kleine Junge groß geworden war, erfüllte er den Wunsch seines Großvaters, dessen Geheimnisse weiterzugeben, und wurde der erste Yogalehrer. Er bildete sehr viele Meister und Lehrer aus, die ihrerseits Meister und Lehrer ausbildeten. So verbreitete sich das Yoga immer weiter, bis es schließlich auch zu uns kam.

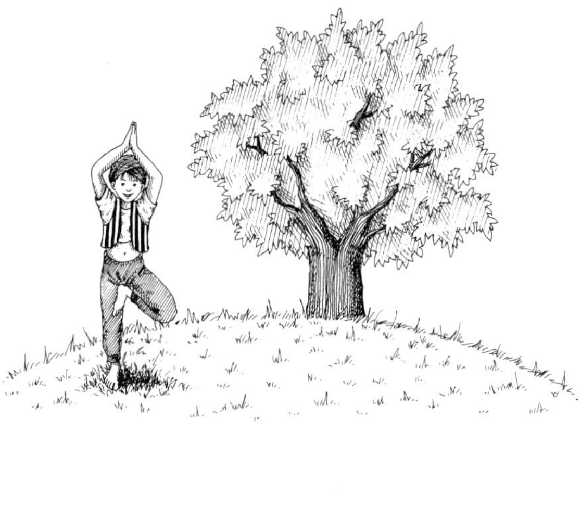

Aufwärmübungen

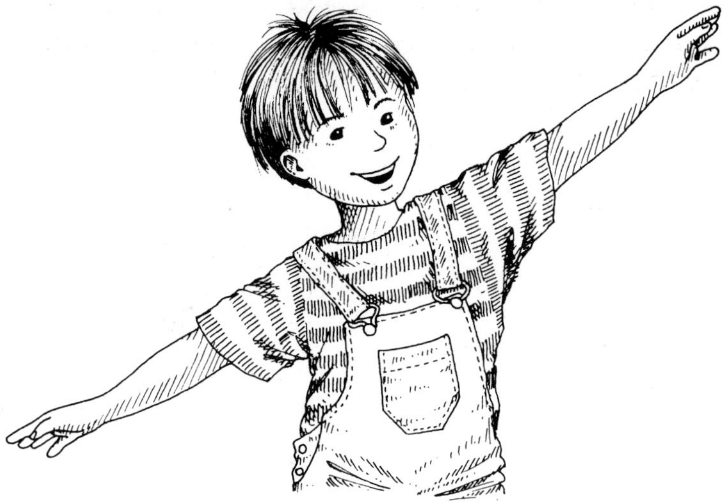

Flieger

Stelle dich mit geschlossenen Beinen hin und strecke die Arme seitlich aus, als wären sie die Tragflächen eines Flugzeugs.
Neige dich nach rechts und bleibe in der Stellung. Atme dabei aber normal weiter.
Das Flugzeug fliegt in dieser Stellung nach Afrika zu den Elefanten, nach Australien zu den Kängurus, zum Nordpol, wo die Eisbären leben ...
Schließlich richtest du dich beim Einatmen wieder auf, neigst dich zur anderen Seite und fliegst erneut los.

Gorilla-Atmung

Stelle dich mit geschlossenen Beinen hin. Mach die Augen zu und verwandle dich in einen Gorilla. Atme tief ein, öffne die Augen und brülle beim Ausatmen wie ein Gorilla laut und kräftig. Trommle dabei mit beiden Fäusten auf deinen Brustkorb.

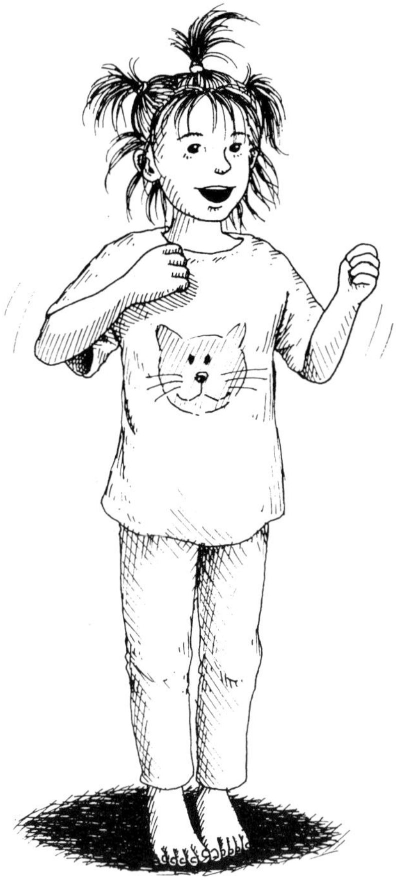

Ha-Atmung

Stelle dich mit geschlossenen Beinen hin. Mach die Augen zu und frage dich, was du loswerden möchtest, zum Beispiel Ärger, Kopfweh, Müdigkeit, Traurigkeit, Wut ...
(Du brauchst das niemandem zu verraten! Das ist ganz allein dein Geheimnis!)
Umfasse mit beiden Händen ein Knie und ziehe es an deine Brust. Dabei atmest du gleichzeitig mit einem lauten „Ha" kräftig aus. Dann machst du das Gleiche mit dem anderen Bein.
Insgesamt machst du die Übung ungefähr zehnmal, so schnell oder langsam, wie du magst.
Du wirst sehen: Mit jedem „Ha" fühlst du dich besser!

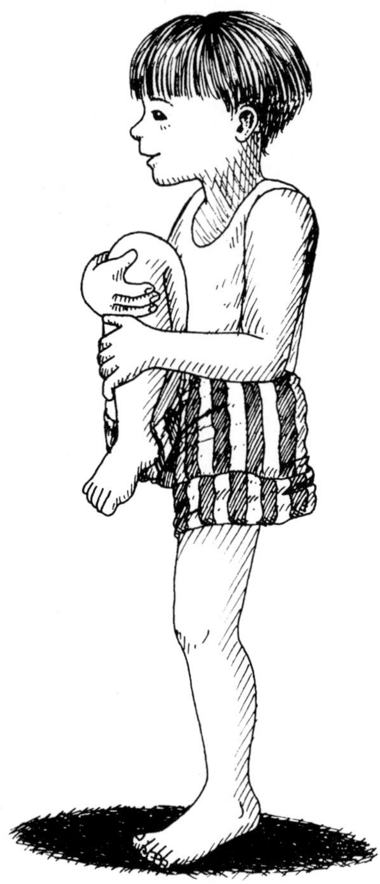

Hampelmann

Stelle dich im Grätschstand hin und strecke die Arme zur Seite. Wie ein Hampelmann hüpfst du nun hoch.
Dabei schließt du die Beine und klatschst gleichzeitig über dem Kopf in die Hände.

Hüpfe dann wieder in die alte Stellung zurück. Fange zunächst langsam an und werde allmählich immer schneller.

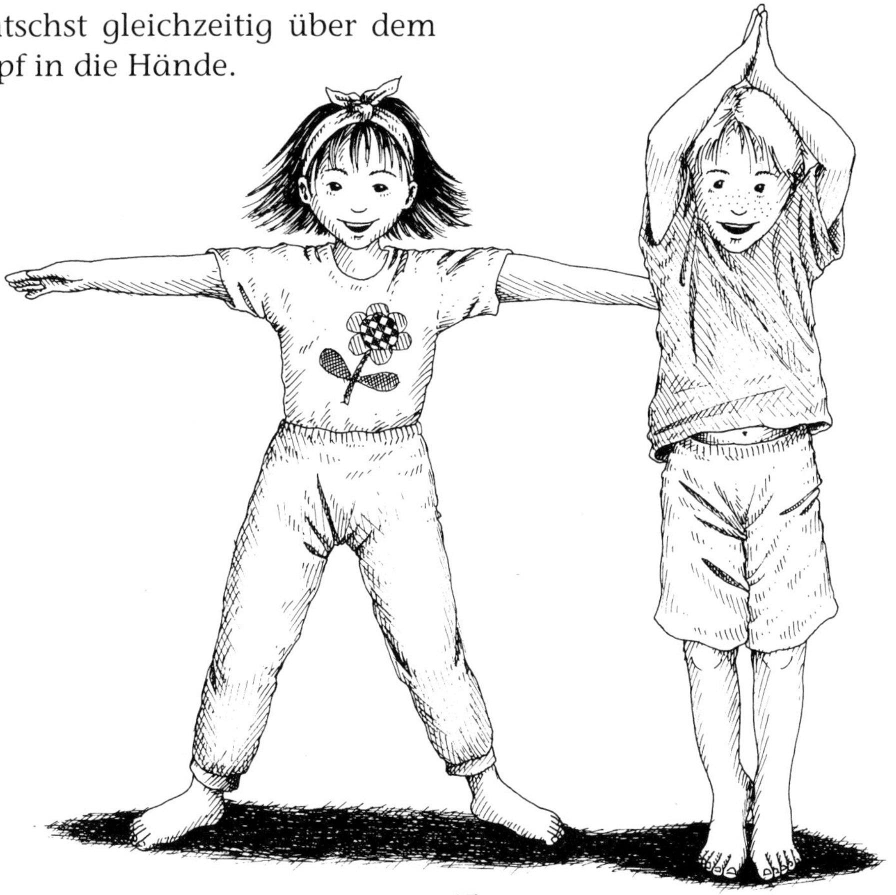

Schneemann zum Schmelzen bringen

Für diese Übung sind mehrere Kinder notwendig.
Ihr bildet einen Kreis.
Ein Kind stellt sich in die Mitte und spielt den Schneemann.
Die anderen Kinder strecken die Arme nach ihm aus, spreizen die Hände und atmen alle gleichzeitig tief ein und aus.
Beim Ausatmen bringen sie mit ihren „Sonnenstrahlen" (den Fingern) den Schneemann zum Schmelzen.
Dieser sinkt ganz langsam und locker zu Boden.

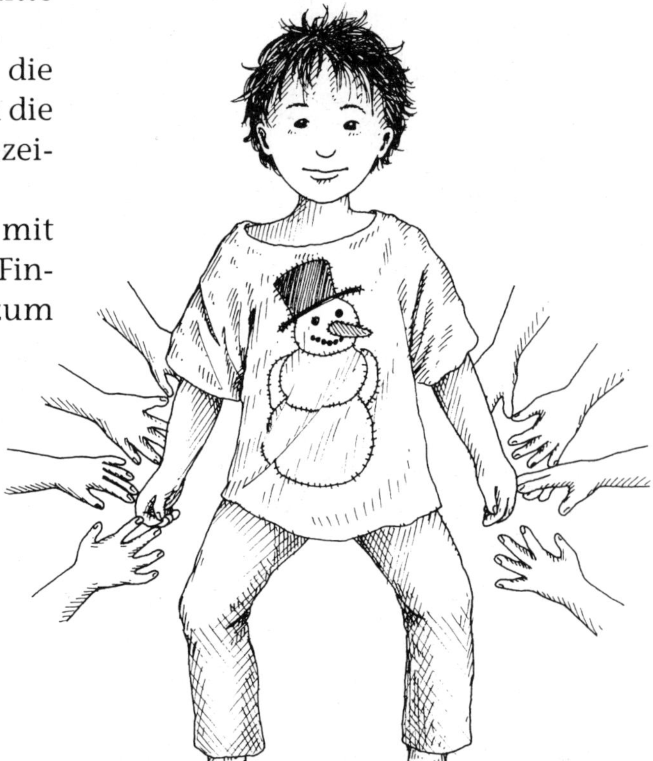

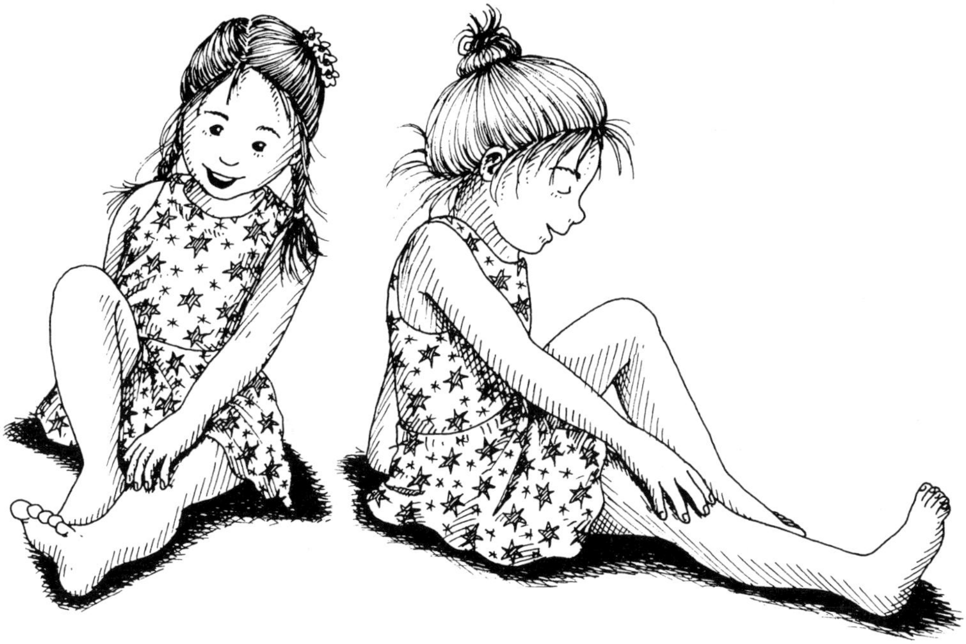

Sonne im Knie scheinen lassen

Setze dich mit gestreckten Beinen hin, winkle ein Bein an und reibe das Knie des gestreckten Beines mit den Händen so lange kräftig ab, bis es sich richtig warm anfühlt.
Stütze dich mit einem Arm gut ab, schließe die Augen und bewege mit der freien Hand liebevoll und vorsichtig die Kniescheibe – zuerst hin und her, dann kreisförmig. Lasse die Hand auf dem Knie ruhen und stelle dir vor, in dem Knie scheint eine Sonne.
Ihre Strahlen reichen bis zu den Füßen und Zehen, so dass auch diese ganz hell und warm werden.
Dann strecke das andere Bein und mache es damit genauso.

Sonnengebet

Von der Entstehung des Sonnengebets hast du schon in der Geschichte „Der kleine Yogi“ gelesen (Seite 12). Es geht so:

1. Guten Morgen. (Oder: Guten Tag. Guten Abend).	*1. Stelle dich mit geschlossenen Beinen hin und lege deine Hände vor deiner Brust aneinander.*
2. Guten Morgen, Vater Himmel.	*2. Strecke die Arme über den Kopf und beuge dich sanft nach hinten.*
3. Guten Morgen, Mutter Erde.	*3. Beuge dich mit gestrecktem Rücken und Beinen nach vorn und versuche, mit den Händen den Boden zu berühren.*
4. Der Halbmond ist zu sehen	*4. Mach mit dem rechten Fuß einen großen Schritt nach hinten und setze das Knie auf den Boden auf. Beuge dabei das linke Knie und forme den Rücken zu einem Halbmond.*
5. hinter dem Berg,	*5. Setze nun auch den linken Fuß nach hinten neben den rechten, sodass beide Füße auf den Zehenspitzen stehen. Drücke dich zu einer Bergspitze durch.*

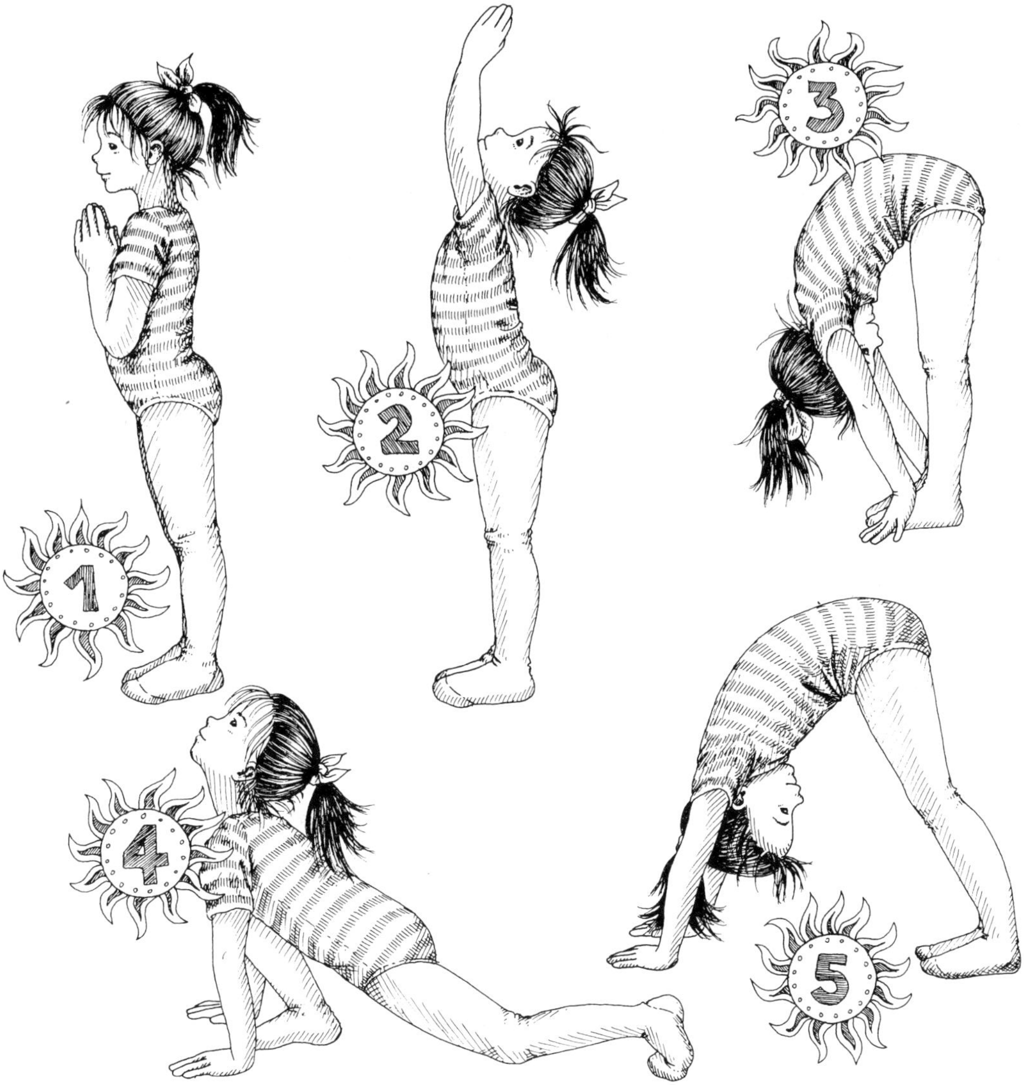
1
2
3
4
5

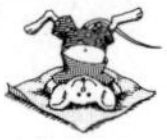

6. wo sich die Katze	*6. Komm in den Vierfüßlerstand. Mach zuerst einen Katzenbuckel, wölbe dann deinen Rücken und schau nach oben.*
7. in eine Schlange verwandelt.	*7. Mit dem Kinn zwischen den Armen gleitest du zu Boden und richtest dann den Oberkörper wie eine Schlange auf.*
8. Wenn hinter dem Berg	*8. Stelle die Füße wieder auf die Zehenspitzen und drücke dich erneut zu einer Bergspitze durch.*
9. der Mond untergeht,	*9. Nimm den rechten Fuß nach vorn und forme den Rücken zu einem Halbmond.*
10. kann die Sonne	*10. Nimm den linken Fuß so nach vorn, dass du in einer leichten Grätsche stehst. Schau mit dem Kopf durch die Beine.*
11. wieder riesengroß aufgehen.	*11. Strecke deine Arme über den Kopf und spreize weit deine Finger.*

Zum Schluss senkst du die Arme und schließt die Augen. Stell dir dabei eine strahlende Sonne vor. Am besten sprichst du den Text während der Übungen mit. Dann bringst du die Reihenfolge der Stellungen nicht durcheinander.

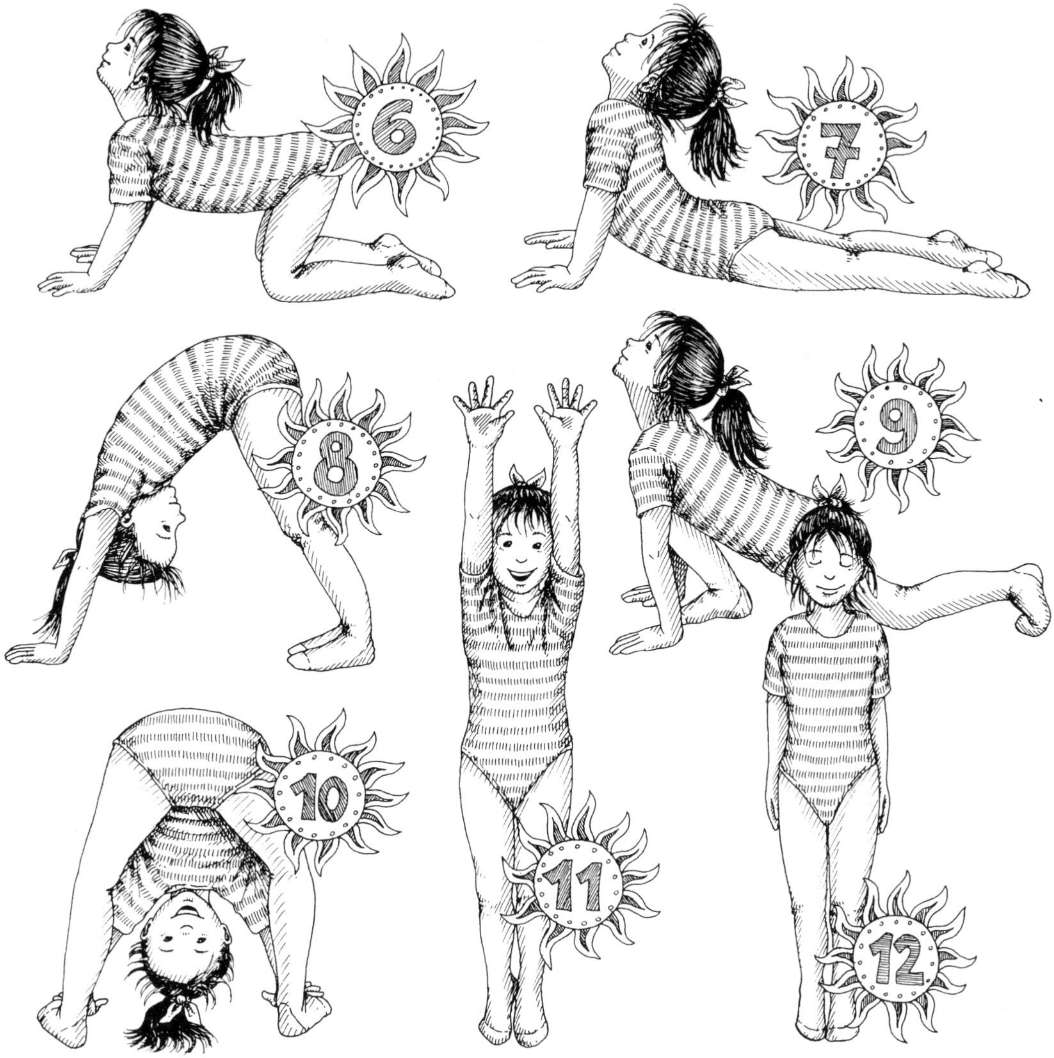
6
7
8
9
10
11
12

Waschen ohne Wasser

Reibe den ganzen Körper kräftig mit den Händen ab, bis die Haut warm und rosig wird.

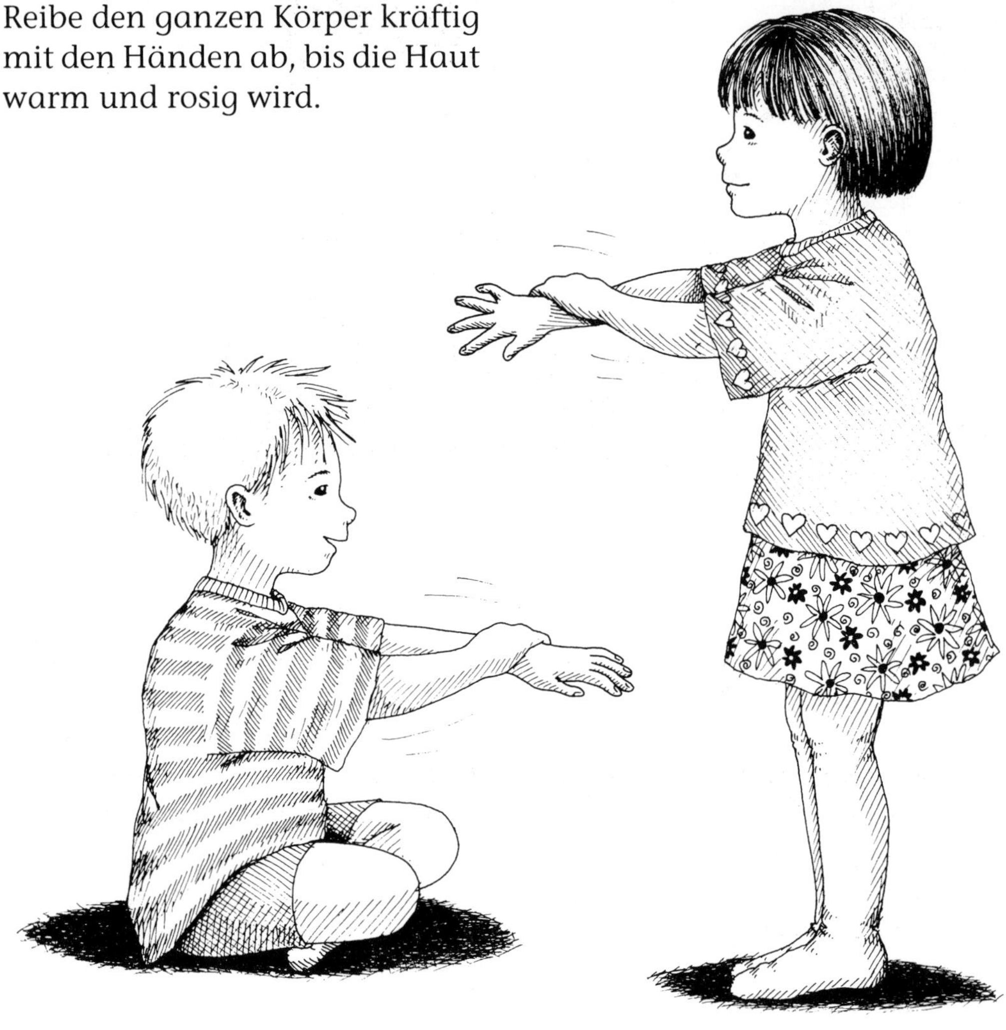

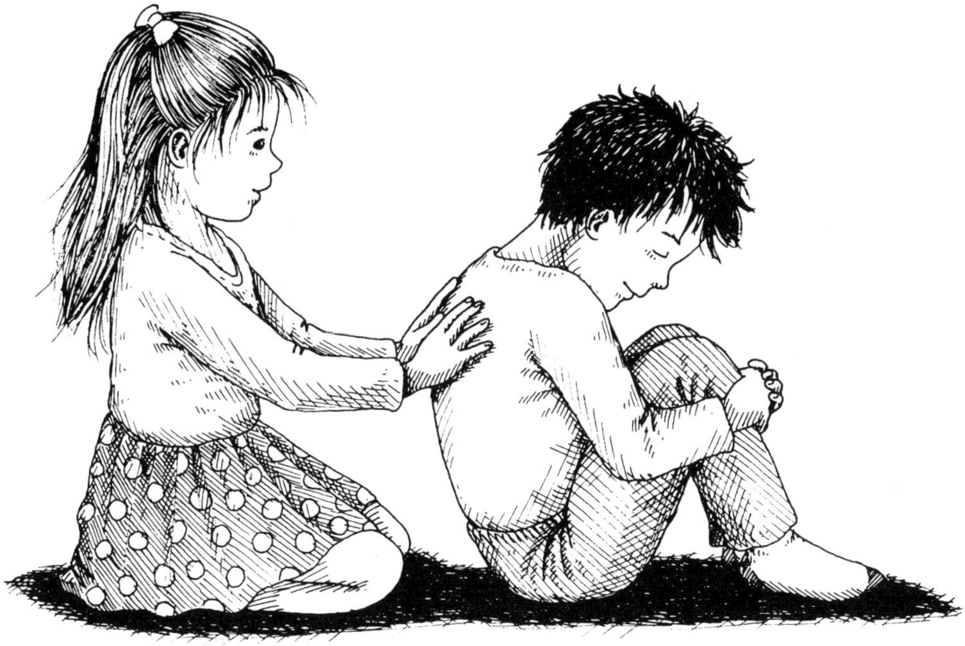

Wetterübungen

Setze dich mit den anderen Kindern in einen Kreis oder wechsle dich mit einem Partner ab:

- *Sonne scheinen lassen:* Reibe mit den Handflächen den Rücken des Vorderkindes ab.
- *Regen:* Trommle mit den Fingern auf dessen Rücken.
- *Hagel:* Klopfe mit den Fäusten den Rücken deines Vorderkindes ab.
- *Blitze:* Zeichne mit den Fäusten Blitze auf dessen Rücken.
- *Wind:* Puste in den Nacken des Vorderkindes.

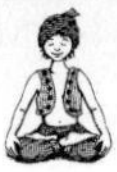

Übungen/Asanas

Wichtig:
Atme bei den Übungen immer durch die Nase! Es sei denn, du stößt Laute aus, also zum Beispiel, wenn du quakst, brüllst, miaust und so weiter. Da darfst du kräftig durch den Mund atmen. Ein Yogi sagt: „Der Mund ist zum Sprechen da und die Nase zum Atmen.“

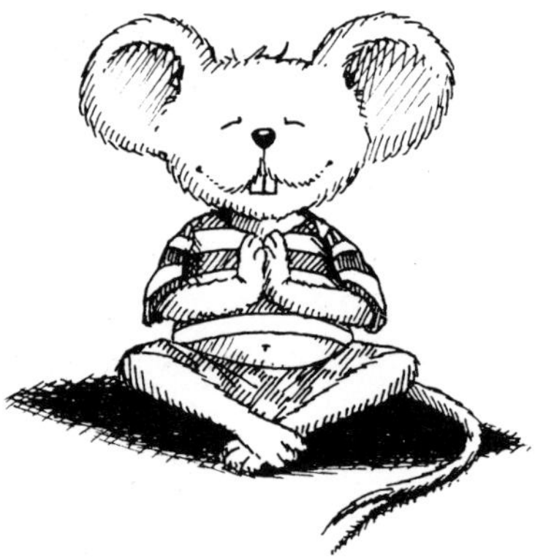

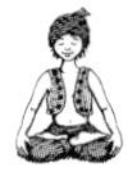

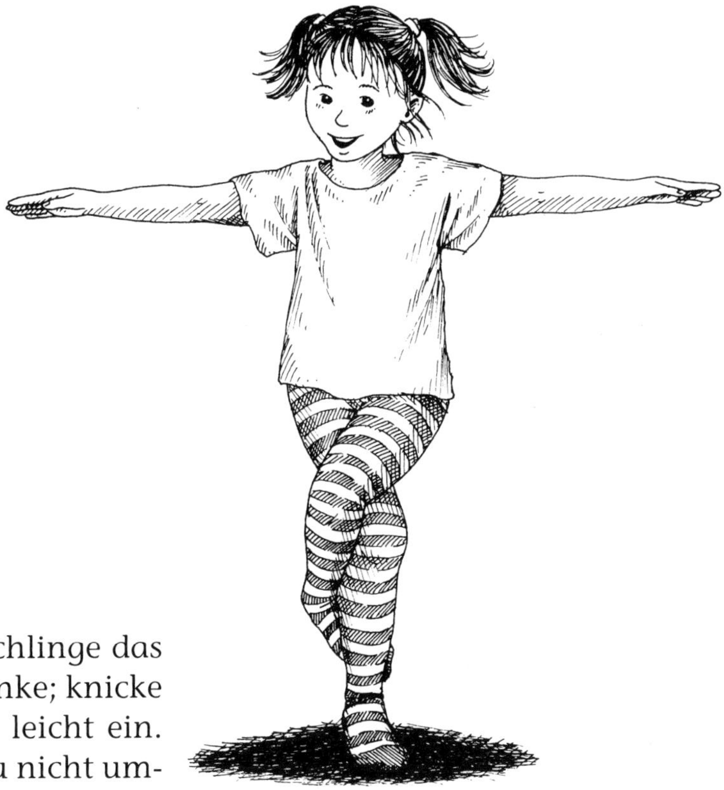

Adler

Stelle dich hin und schlinge das rechte Bein um das linke; knicke das linke Knie dabei leicht ein. Pass aber auf, dass du nicht umfällst! Breite deine Arme aus und verwandle sie in Adlerflügel. Dann schwebe wie ein Adler durch die Lüfte, indem du Arme und Hände schwingst.
Wenn das Standbein müde wird, wechsle es.

Kannst du mit geschlossenen Augen fliegen?
Über welche Landschaft schwebst du?

Baum

Stelle dich mit geschlossenen Beinen hin, mach die Augen zu und verlagere dein Gewicht abwechselnd auf den rechten und den linken Fuß. Spüre in deine Füße hinein, ob es sich links und rechts gleich anfühlt.
Stelle dir vor, du bist ein Baum, der tief in der Erde wurzelt und eine große Krone besitzt. Öffne deine Augen wieder. Winkle ein Bein an, atme ein und wachse dabei mit gefalteten Händen zum Himmel. Wenn du ausatmest, graben sich die Wurzeln von dem Fuß, auf dem du stehst, immer tiefer in die Erde hinein. Mit jedem Ein- und Ausatmen wächst du mehr zum Himmel beziehungsweise wurzelst tiefer. Wechsle nach einiger Zeit das Standbein.

Bist du eine kräftige Eiche? Oder ein Apfelbaum mit vielen Früchten?
Wie sind deine Blätter, saftiggrün oder gelb wie im Herbst ?
Bist du so tief verwurzelt, dass du einen Sturm überstehst?

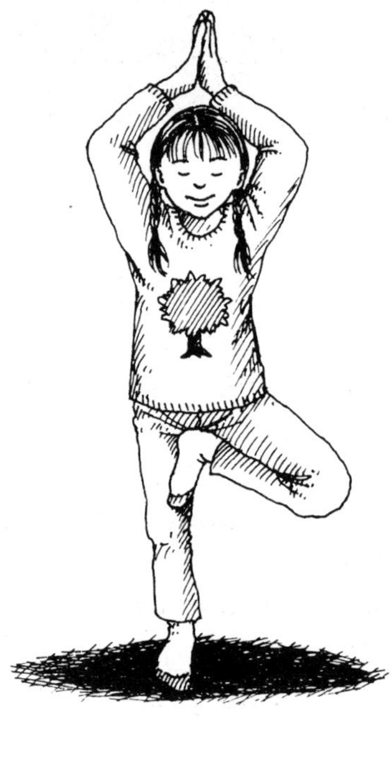

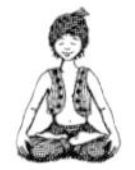

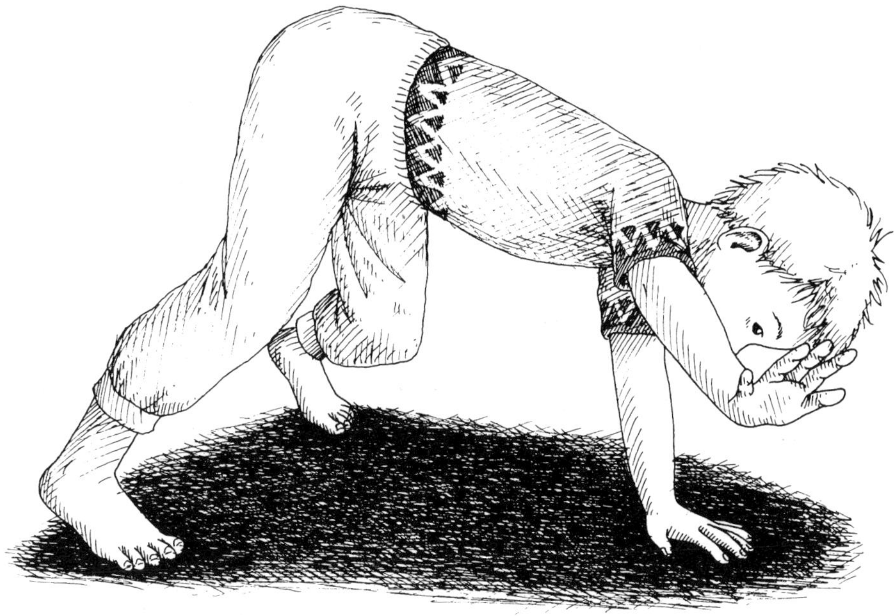

Bär

Stelle dich mit geschlossenen Augen hin. Deine Füße und Hände sind nun Bärenpfoten. Beuge dich nach vorn und setze deine Pfoten (Handflächen) flach auf den Boden. Die Knie kannst du dabei beugen. Dein Kopf hängt locker herunter.
In dieser Haltung gehst du nun wie ein Bär und patschst dabei richtig fest mit deinen Hinter- und Vorderpfoten flach auf den Boden.

Bist du ein beweglicher, schneller Bär? Oder bist du eher tapsig und gemütlich?
Werden deine Pfoten beim Laufen warm?

Berg I

Lege dich auf den Bauch. Deine Stirn berührt den Boden. Die Arme winkelst du an und legst die Hände unter die Schultern. Deine Zehenspitzen sind aufgestellt. Dann hebst du den Po an und drückst dich so zu einer Bergspitze durch.

Dein Berg wird besonders steil, wenn du deine Fußsohlen in Richtung Boden streckst.

Wie fühlt sich dein Berg unten an und wie an seiner Spitze?
Ist der Gipfel in Wolken eingehüllt oder scheint die Sonne darauf?

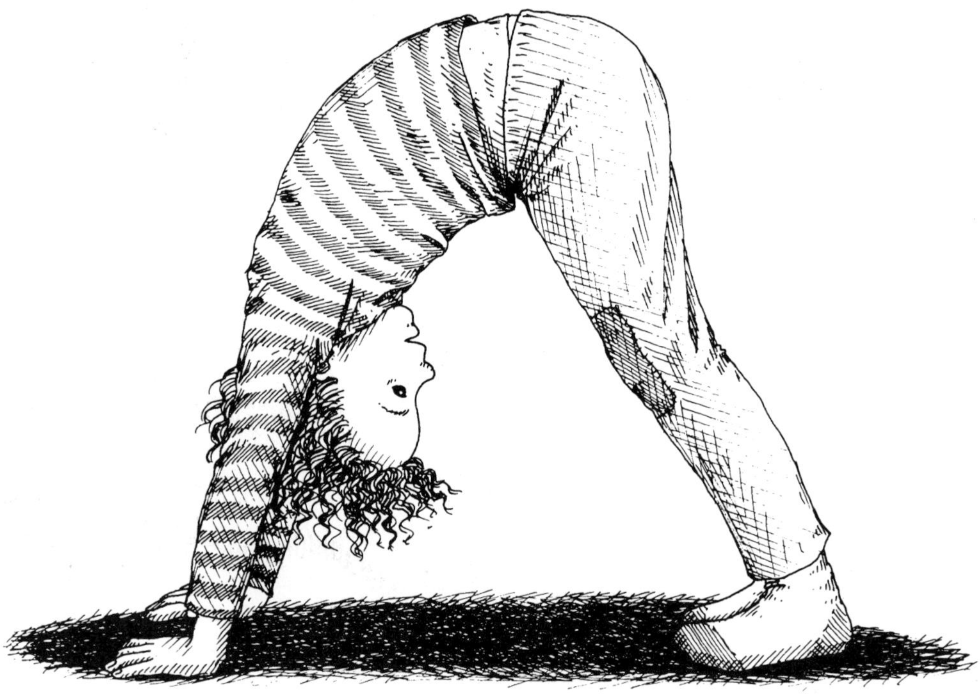

Berg II

Setze dich in den Schneidersitz und lege die Hände vor deiner Brust fest aneinander. Werde ein Berg, indem du die Arme beim Einatmen langsam über den Kopf streckst.

Verschwindet der Berggipfel (deine Fingerspitzen) schon in den Wolken?

Kannst du deinen Berg noch spitzer und höher werden lassen?

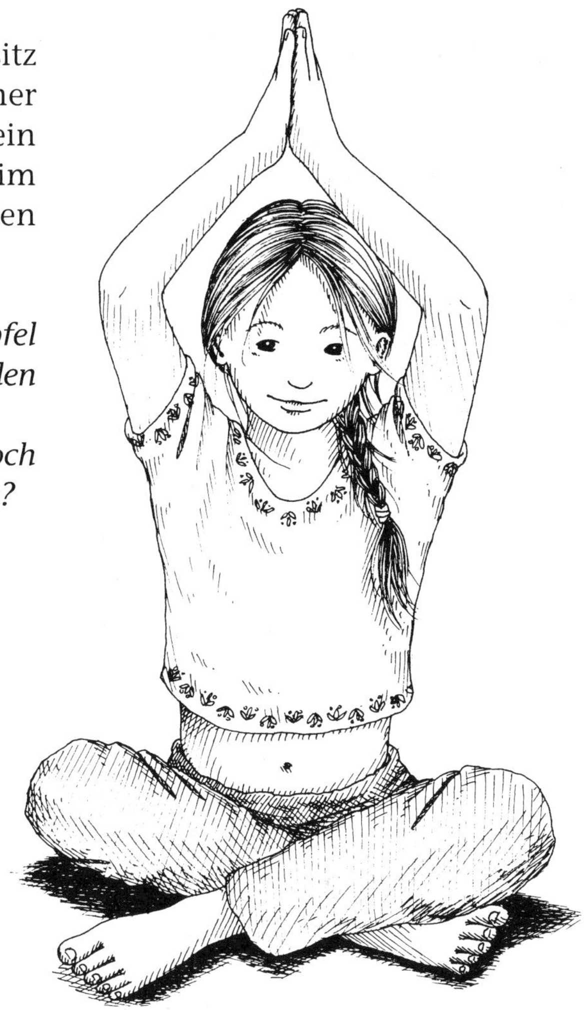

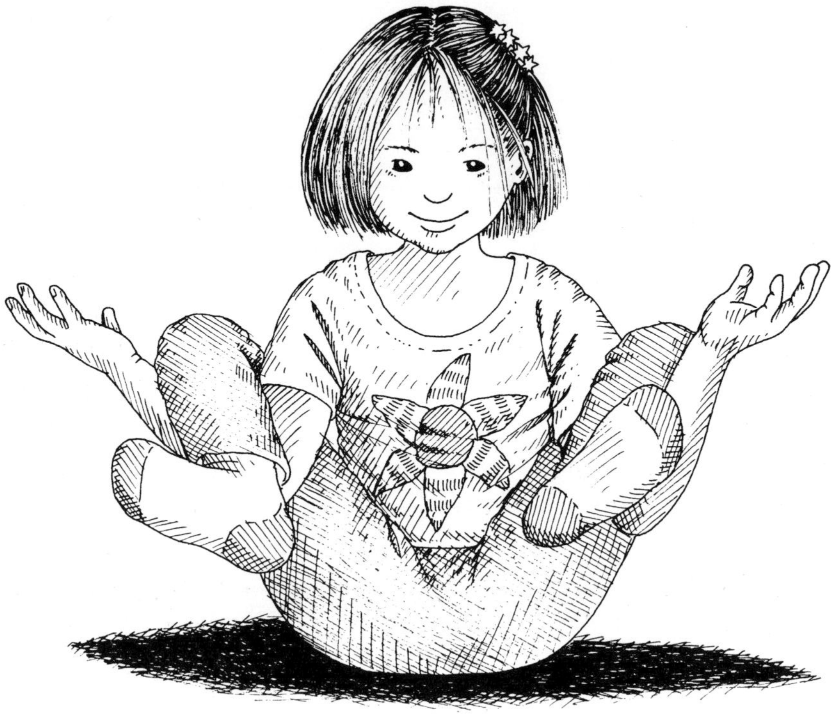

Blume

Setze dich mit angewinkelten Beinen auf den Boden und führe deine Arme unter den Knien durch. Werde zu einer blühenden Blume, indem du deine Hände öffnest und die Füße anhebst.

Schließlich schließt sich die Blüte wieder: Die Füße sinken zu Boden und der Kopf neigt sich Richtung Zehen.

Wie lange blühst du? Schwankt deine Blume im Wind?
In welcher Farbe leuchtet sie?

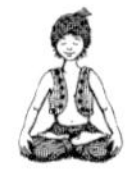

Bogen

Lege dich auf den Bauch; deine Arme liegen eng an deinem Körper.
Winkle beide Beine an und greife nach den Knöcheln, erst mit der einen und dann mit der anderen Hand.
Schließe die Augen und stelle dir vor, dass ein Bogen gespannt wird.
Atme durch die Nase ein und hebe dabei Kopf, Schultern und Beine an.
Achte darauf, dass du deinen Bogen ganz langsam spannst. Genauso langsam entspannst du ihn dann wieder, indem du in die ursprüngliche Bauchlage zurücksinkst.
Wenn du ein Hohlkreuz hast, kneife den Po fest zusammen. Damit stabilisierst du den Bogen, so dass er nicht überspannt wird.

Ist dein Bogen straff oder weniger straff gespannt?
Wie viele Pfeile möchtest du abschießen?

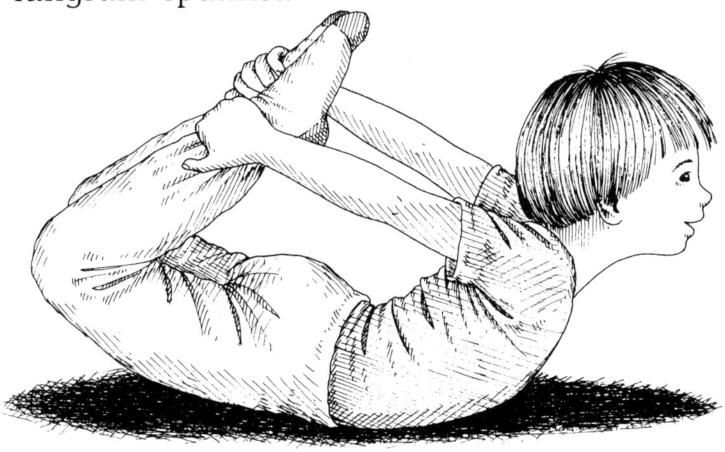

Brücke

Lege dich auf den Rücken. Winkle die Beine an und schließe die Augen.
Stell dir vor, dass ein Bach unter deinem Rücken hindurchfließen will.
Hebe deine Hüften an und unterstütze diese Brücke mit den Händen. Dabei sollen die Daumen nach oben zeigen.
Wenn der Bach breiter wird, kannst du deine Brücke vergrößern:
Strecke deine Beine allmählich aus und setze deine Füße Schritt für Schritt so weit nach vorn, dass die Knie gestreckt sind und die Fußsohlen flach auf dem Boden aufliegen.

Kann man auch unter deiner Brücke hindurchkriechen?
Ist deine Brücke stabil und fest oder wackelt sie ein bisschen?

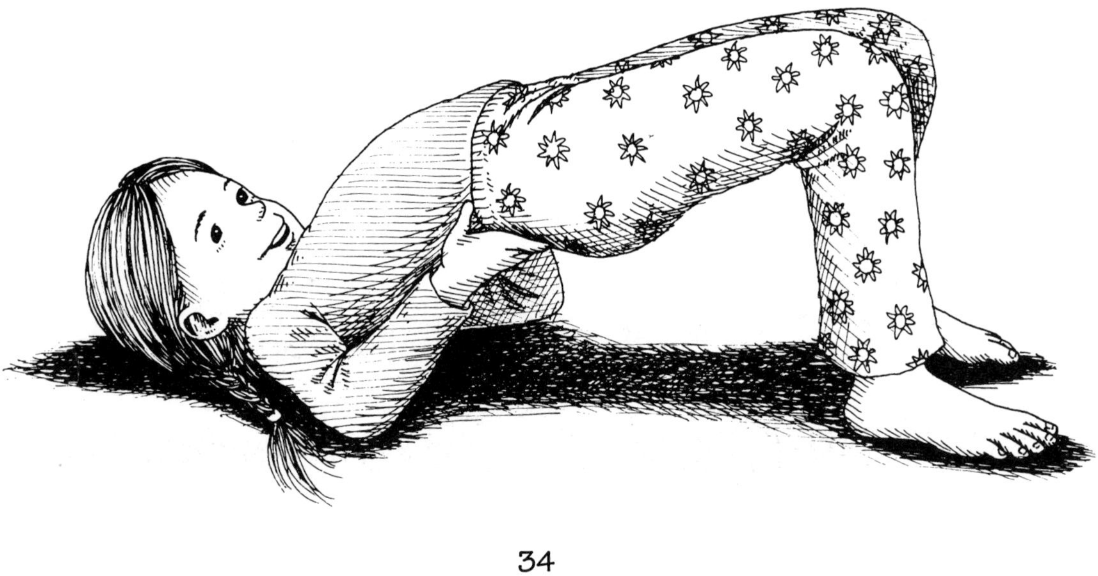

Boot

Lege dich auf den Bauch und strecke die Arme nach vorn.
Deine Stirn ruht auf dem Boden.
Schließe deine Augen und verwandle dich in ein Boot.
Lasse den Atem durch die Nase ein- und ausströmen und spüre, wie dein Bauch mit jeder Einatmung den See berührt.
Tanke dich beim Einatmen mit Wärme und Kraft auf.
Wenn du soweit bist, hebe mit der nächsten Einatmung Arme und Beine an. Achte darauf, dass deine Beine dabei geschlossen und gestreckt sind.
Wenn du tief in den Bauch hineinatmest, fängt dein Boot leicht zu schaukeln an.

Was für ein Boot bist du, ein kleines, leichtes oder ein großes, schweres?
Gibt es auf dem See leichte oder starke Wellen?

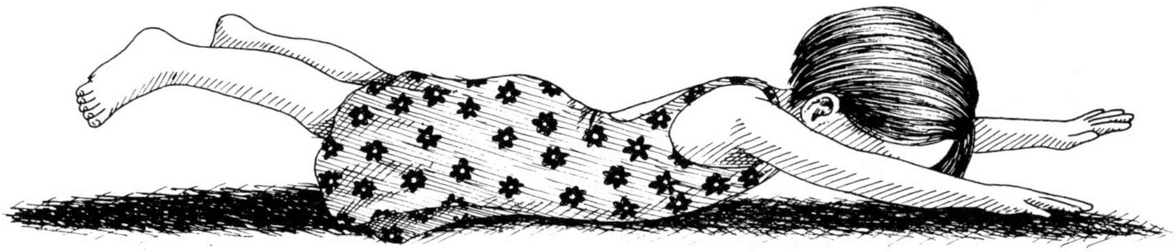

Buch I

Setze dich mit gestreckten und geschlossenen Beinen hin.
Deine Zehen zeigen zur Zimmerdecke. Wackle mit deinem Po hin und her, um deine Sitzhöcker zu spüren.
Schließe die Augen und strecke deine Arme mit der Einatmung nach oben. Werde zum aufgeschlagenen Buch.
Beim Ausatmen schließt du dich, indem du deinen Oberkörper nach vorn neigst.
Beim Einatmen öffnest du dein Buch wieder und richtest dich auf.
Achte dabei darauf, dass beim Auf- und Zuklappen deine Seiten, also dein Rücken, gerade bleiben. Je öfter du umblätterst, desto leichter gelingt es dir.

Blättere weiter um und betrachte dir die Seiten.
Hat dein Buch viele bunte Bilder?
Liest du in einem dicken Buch?

Buch II

Stelle dich mit geschlossenen Beinen hin.
Strecke die Arme mit der Einatmung nach oben und beuge dich beim Ausatmen mit geradem Rücken langsam nach vorn, bis du einen rechten Winkel bildest. Stelle dir dabei vor, das du eine Seite in einem Buch umblätterst.
Mit jeder Ein- und Ausatmung klappst du das Buch auf und zu.

Fragen wie oben

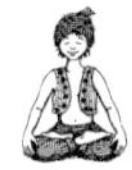

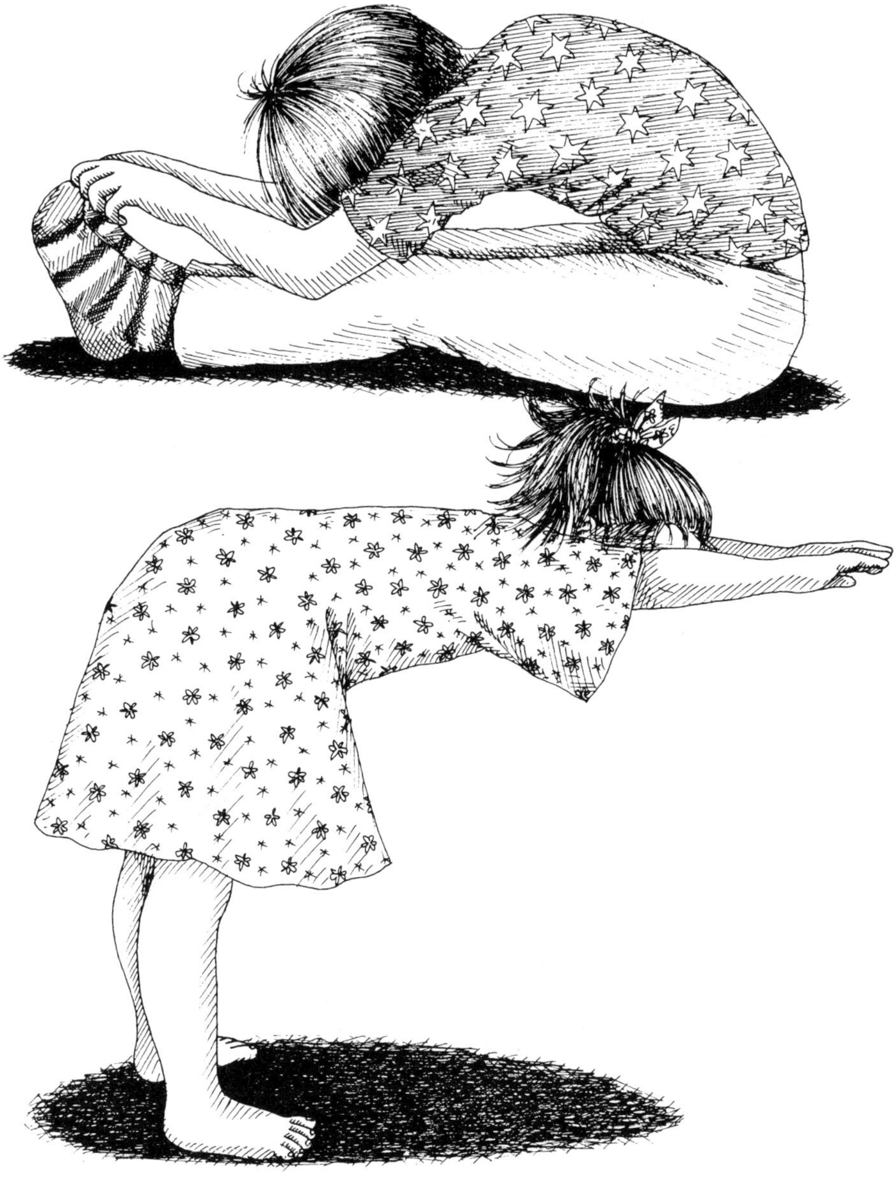

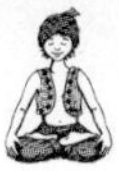

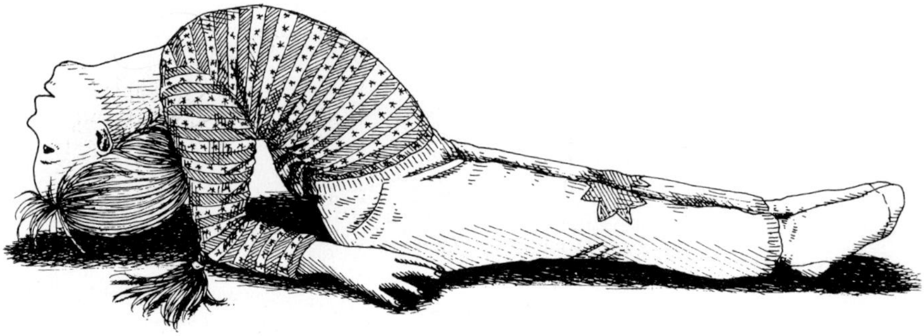

Fisch

Lege dich auf den Rücken und schließe die Beine. Deine Arme liegen dicht am Körper. Mach deine Augen zu und stell dir vor, dass du am Brustbein (das liegt in der Mitte des Brustkorbs) nach oben gezogen wirst. Mit jeder Einatmung öffnet sich dein Brustkorb immer mehr. Drücke deine Ellbogen und Hände fest auf den Boden und neige deinen Kopf so weit nach hinten, bis er mitten auf dem Scheitel steht.
Verwandle deine Arme in Flossen und deine Haut in ein Schuppenkleid. Je langsamer du atmest, desto tiefer tauchst du ins Wasser ein. Tauche aber nicht zu lange!

Achtung:
Wenn du unter Überfunktion der Schilddrüse leidest, lasse den Fisch zum Aal werden.
Lege dich dazu wie beschrieben hin, ziehe dann aber nur die Schulterblätter hinten zusammen und schlängle sie in den Boden.
Den Kopf lässt du am Boden ruhen.

Schwimmst du im weiten, ruhigen Meer oder im stark strömenden Fluss?

Wie fühlst du dich im Wasser?

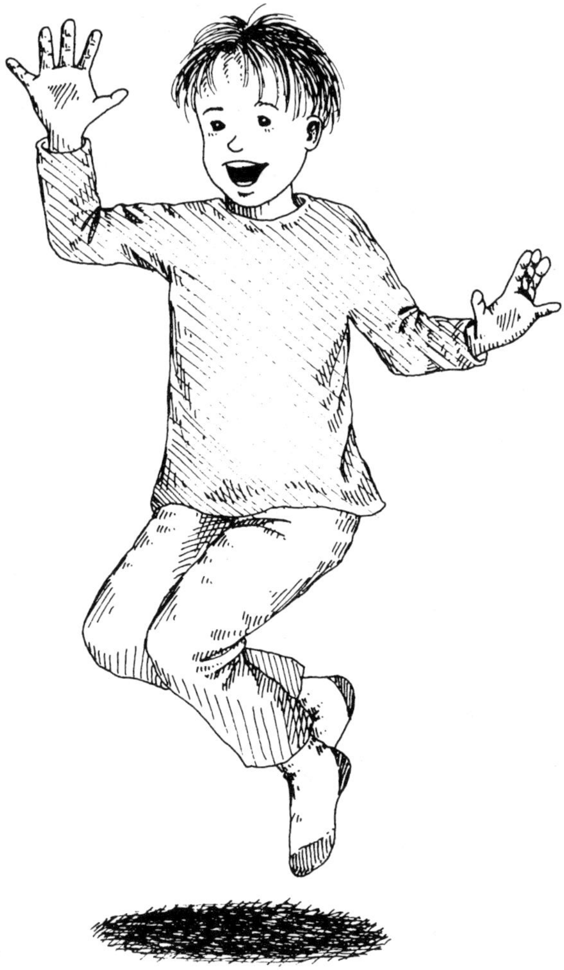

Frosch

Hocke dich hin. Stell dir einen Gras- oder Laubfrosch vor. Lasse deine Arme und Schultern ganz locker herabhängen. Bevor du losspringst, wippe erst einmal hin und her. Probier dann, beim Einatmen zu springen und beim Ausatmen zu landen. Wenn du magst, kannst du beim Ausatmen auch noch laut quaken.

Bist du ein munterer, fröhlicher Frosch oder bist du eher ein bisschen behäbig?
Versuche einmal, beim Hüpfen den Atem anzuhalten. Merkst du den Unterschied?

Hase

Begib dich in die Hockstellung und schließe die Augen.
Verwandle deine Hände in Hasenpfoten und lege sie locker vor dich auf den Boden.
Öffne die Augen wieder und werde ein Hase, der mit seinen Vorder- und Hinterpfoten kreuz und quer durch den Raum hoppelt.

Berühren beim Hoppeln deine Hinter- und Vorderpfoten ganz oder nur teilweise den Boden?
Hast du ein weiches oder ein struppiges Fell, ist es grau oder braun?

Katze

Komm in den Vierfüßlerstand, schließe die Augen und verwandle dich in eine Katze.
Atme durch die Nase ein und wölbe gleichzeitig den Rücken nach oben zu einem runden Katzenbuckel.
Streck dabei deine Arme, sodass sie ganz lang werden.
Stoße dann deinen Atem durch den Mund aus, während du den Kopf hebst und den Rücken durchhängen lässt.
Wiederhole die Übung mehrmals, so langsam oder schnell, wie du willst.
Finde deinen eigenen Rhythmus.

Bist du eine fauchende Katze oder schnurrst du ganz leise?
Ist dein Katzenbuckel schön rund?

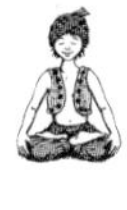

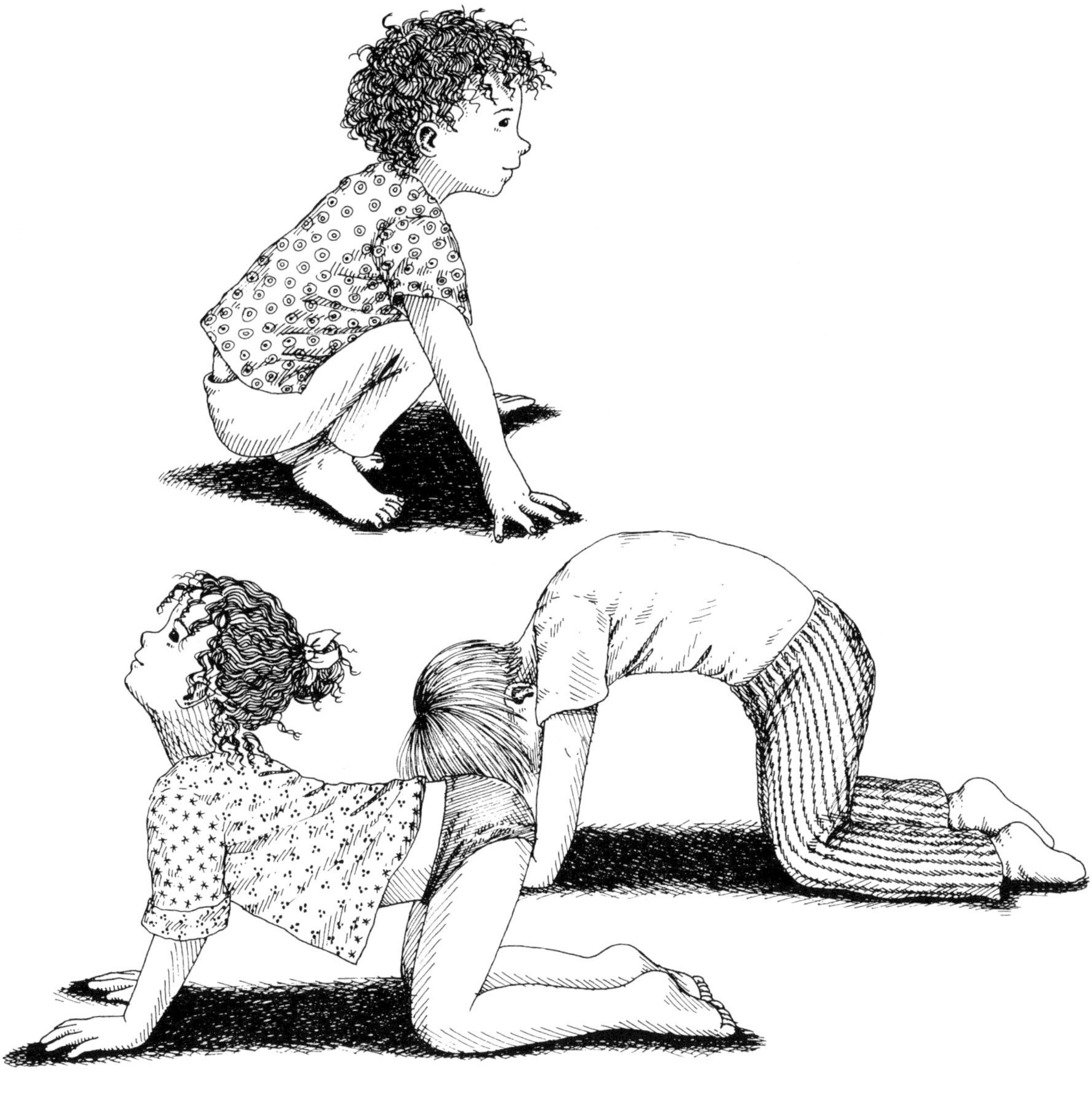

Kerze

Lege dich auf den Rücken und strecke deine Arme neben dem Körper aus.
Während du einatmest, hebe die Beine langsam an, bis sie ganz gerade sind.
Deine Hüften kannst du dabei mit beiden Händen hochstemmen.
Ziehe die Schulterblätter so eng wie möglich zusammen, sodass du deinen ganzen Körper zum Himmel aufrichten kannst.
Schließe deine Augen und werde zu einer langen Kerze.
Zünde deine Kerze an, indem du deine Zehen ganz fest zusammenkneifst und dann wieder spreizt.
Wenn deine Kerze brennt, entspanne dich und beobachte deine Flamme, während du ruhig durch die Nase ein- und ausatmest.

Wie lange brennt deine Kerze?
Wo leuchtet deine Kerze, in einem Schloss, einer Höhle oder Hütte ...?

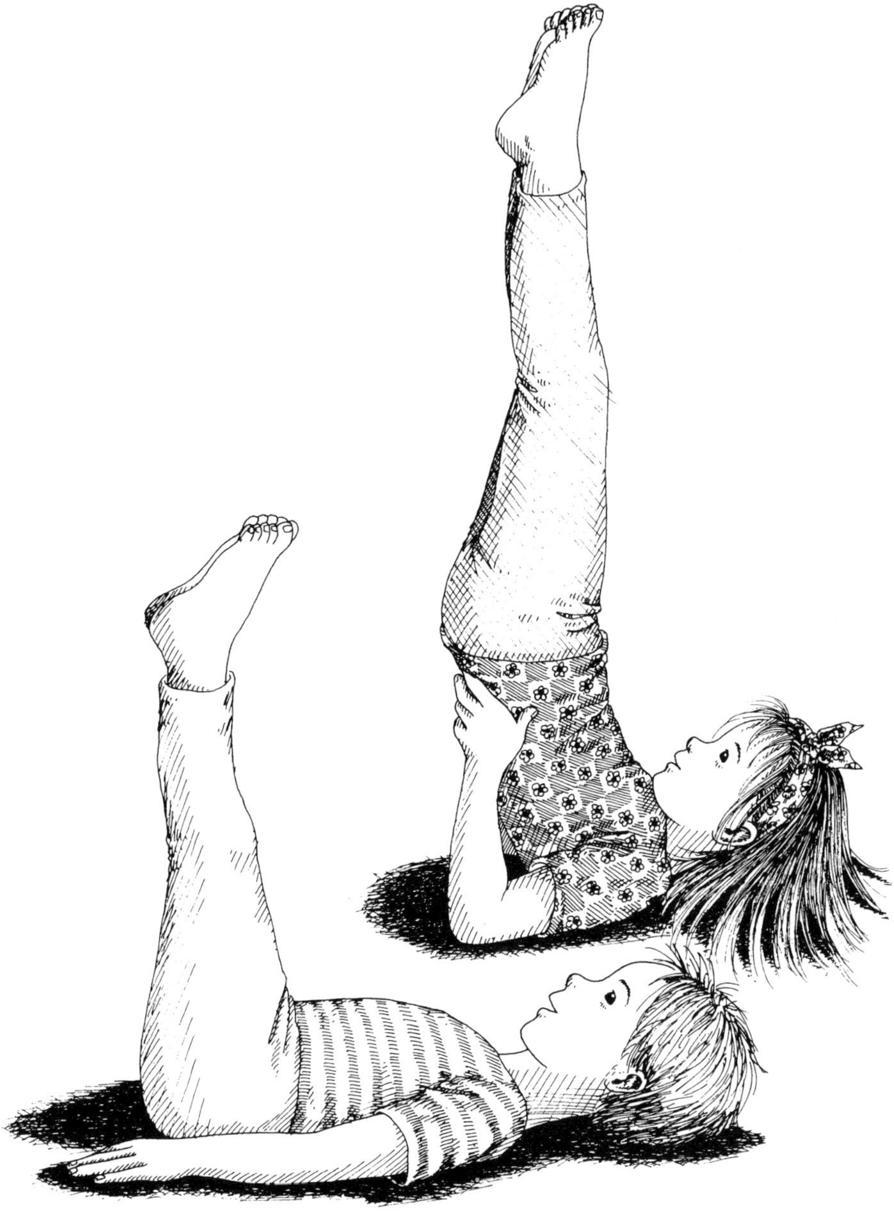

Kobra/Schlange

Lege dich mit geschlossenen Beinen auf den Bauch.
Die Arme sind angewinkelt und die Handflächen liegen flach auf dem Boden unter den Schultern.
Schließe die Augen und hebe langsam mit der Einatmung Kopf und Oberkörper.
Während du dich nun Wirbel für Wirbel nach hinten biegst, wirst du zu einer geschmeidigen Kobra.
Während du ausatmest, kehrst du Wirbel für Wirbel wieder in die Bauchlage zurück.

Die Kobra ist die Königin der Schlangen: Bäumt sich deine Kobra majestätisch und stolz auf?
Zischelt oder züngelt sie dabei?

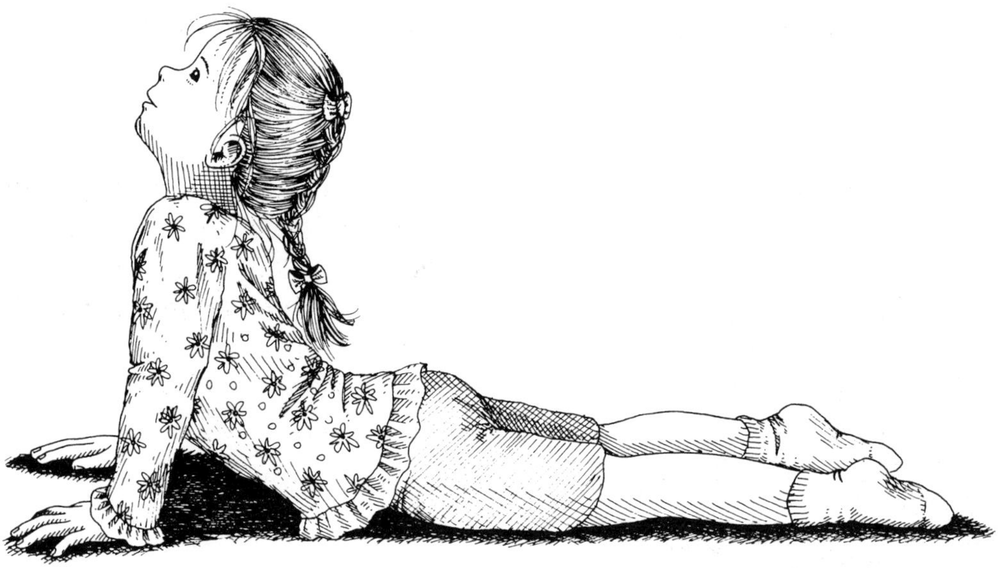

Lotossitz

Werde zunächst ein Schmetterling (siehe Seite 52).
Wenn deine Beine, Knie und Hüftgelenke warm und geschmeidig sind, grätschst du deine Beine.
Beuge dann das rechte Knie, biege den Fuß nach innen und lege ihn auf den linken Oberschenkel. Ziehe ihn bis zur Leiste.
Die Fußsohle zeigt nach oben.
Nun kommt der linke Fuß dazu.
Beuge das linke Knie und biege den Fuß nach innen.

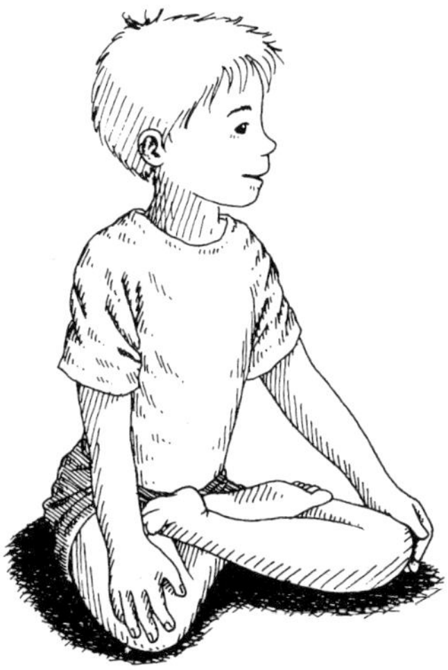

Wenn du ihn jetzt unter den rechten Oberschenkel legst, entsteht der halbe Lotossitz.
Für den vollen Lotossitz legst du ihn auf den rechten Oberschenkel und ziehst ihn wieder bis zur Leiste, wobei die Fußsohle nach oben zeigt.
Lege dann deine Hände auf die Knie, schließe die Augen und verwandle dich in eine Seerose.
Dein Rücken wird zu einem aus dem Wasser ragenden Stiel und dein Kopf wird zu einer weißen Blüte.

Kannst du mit der Atmung deinen Stiel noch weiter aus dem Wasser herauswachsen lassen?
Scheint die Sonne auf deine Blüte?
Ist deine Seerose fest im Boden verwurzelt?

Löwe

Setz dich auf deine Fersen und lege deine Hände mit den Handflächen nach unten auf deine Oberschenkel.
Schließe die Augen und verwandle dich in einen Löwen.
Gleite dann langsam nach vorn und stütze dich dabei auf deine Hände.
Die gespreizten Finger werden zu Krallen. Atme durch die Nase ein, aus und nochmal ein.
Reiße dann die Augen weit auf und atme aus, wobei du die Zunge ganz herausstreckst und laut brüllst wie ein Löwe.

Der Löwe ist der König der Tiere! Welche Haltung hat ein König? Ist sie stolz und aufrecht oder eher zusammengesunken und ängstlich?

Mond

Komme in den Vierfüßlerstand. Schließe die Augen und stelle dir einen Mond vor.
Strecke dann den rechten Fuß weit nach hinten und schau nach oben.

Welche Form hat dein Mond?
Leuchtet er in einer sternenklaren Nacht oder versteckt er sich hinter einer Wolke?

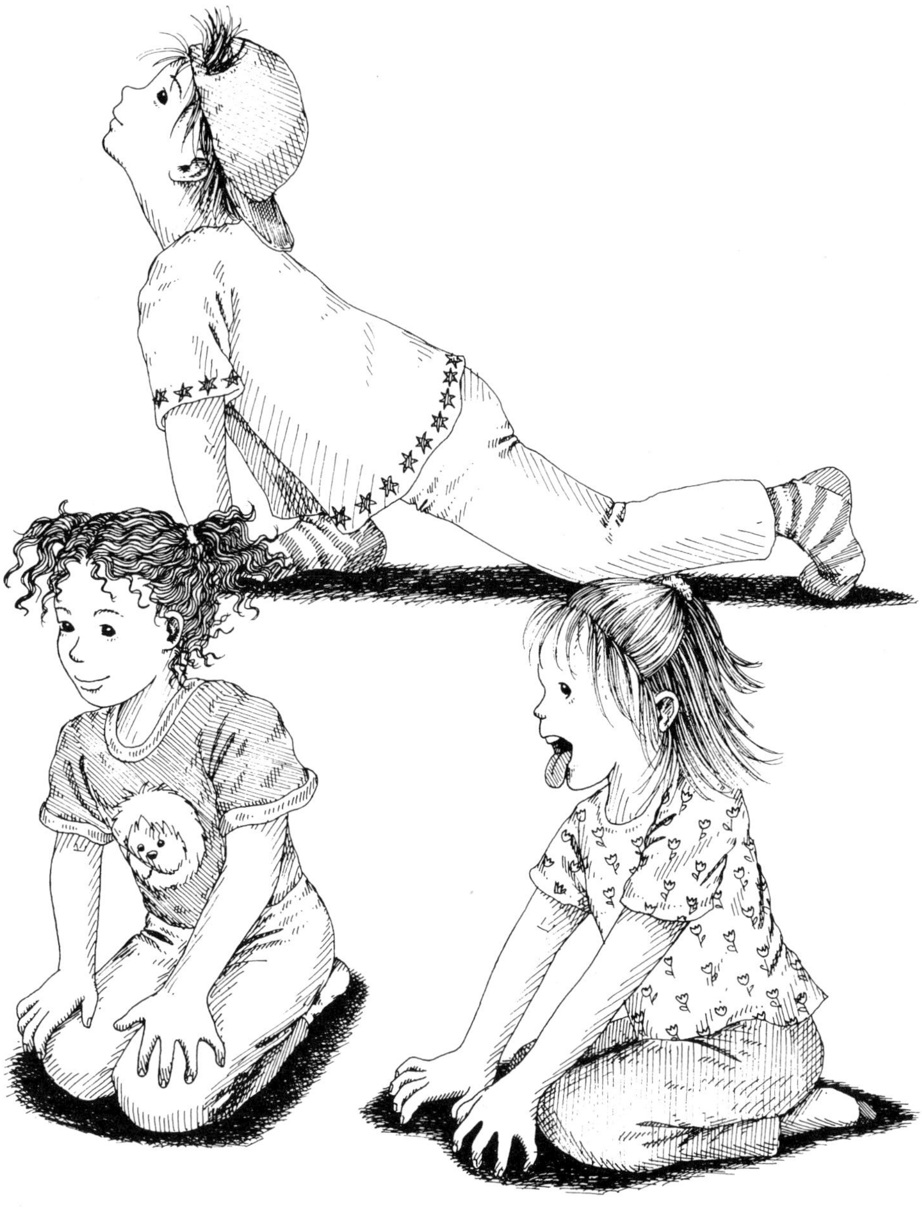

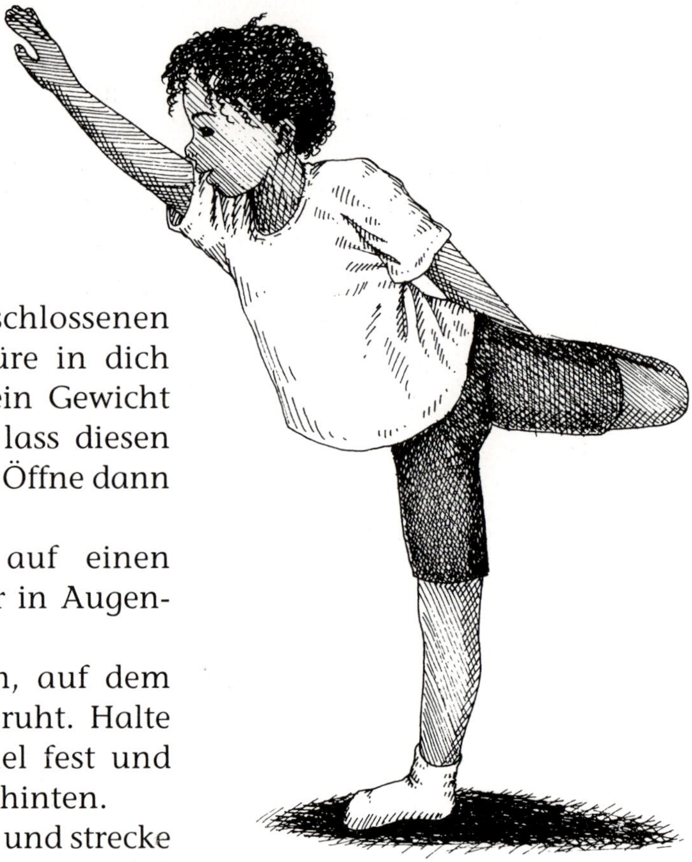

Pfeil

Stelle dich mit geschlossenen Augen hin und spüre in dich hinein. Verlagere dein Gewicht auf einen Fuß und lass diesen ganz schwer werden. Öffne dann die Augen.
Konzentriere dich auf einen Punkt im Raum, der in Augenhöhe liegt.
Winkle das Bein an, auf dem nicht dein Gewicht ruht. Halte den Fuß am Knöchel fest und ziehe das Bein nach hinten.
Neige dich etwas vor und strecke den freien Arm wie einen Pfeil nach vorn.
Beide Arme bilden jetzt eine Linie - einen fliegenden Pfeil.
Dann wechsle die Seiten.

Wie lange fliegt dein Pfeil?

Fliegen beide Seiten gleich weit?

Triffst du dein Ziel?

Rutschbahn

Setze dich mit gestreckten, geschlossenen Beinen auf den Boden. Lege die Hände mit den Handflächen nach unten neben dich. Dann ziehst du Schultern und Arme eng hinten zusammen. Deine Fingerspitzen zeigen jetzt nach hinten. Schließe deine Augen und werde zu einer stabilen Rutschbahn.
Mit der Einatmung löst du dein Becken vom Boden und streckst den Körper ganz durch.

Bleibe einen Moment in dieser Haltung und vergiss dabei nicht zu atmen! Wenn du magst, kannst du auch noch versuchen, mit den Zehen den Boden zu berühren.

Bist du eine gekrümmte oder eine ganz gerade Rutsche?

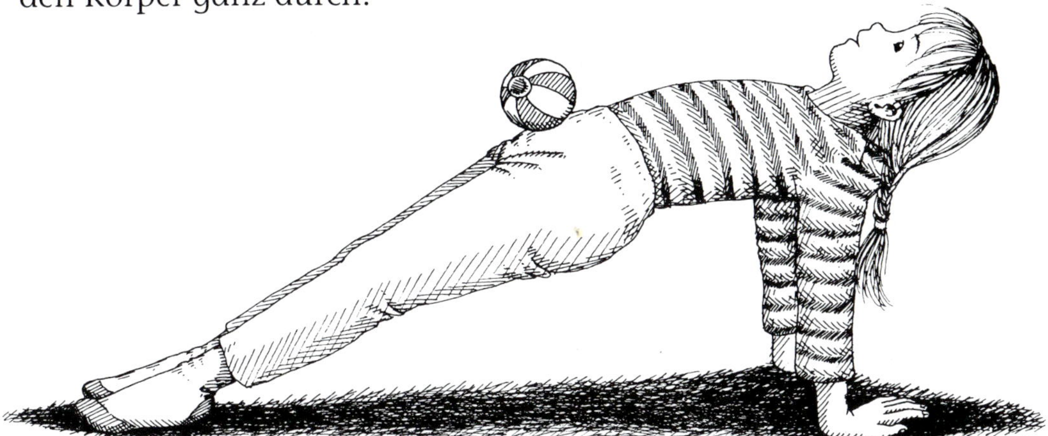

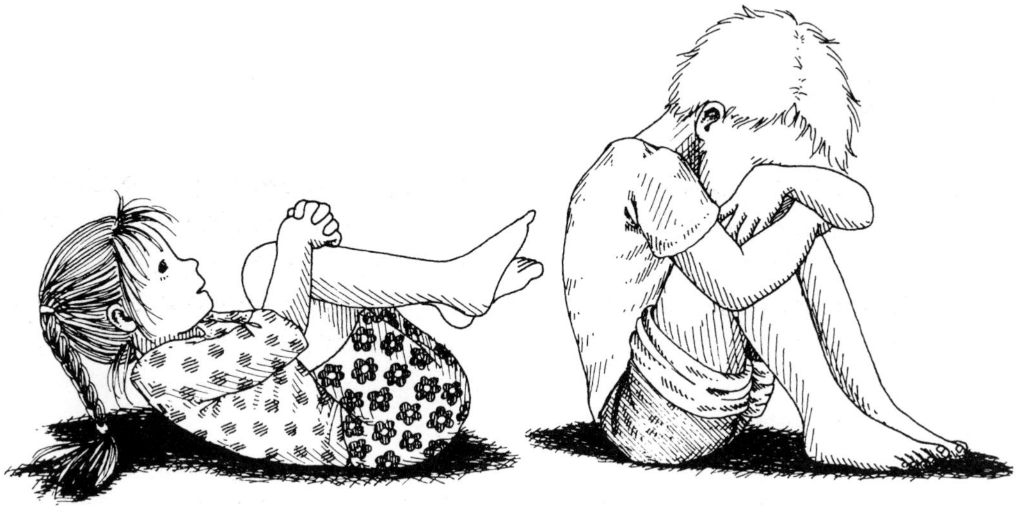

Schaukelstuhl

Setze dich auf den Boden und winkle deine Beine an, indem du die Füße bis an den Po heranziehst.
Lege die rechte Hand auf das linke Knie und die linke Hand auf das rechte Knie.
Schließe die Augen und verwandle dich in einen Schaukelstuhl.
Lass dich nach hinten über die Lehne (deinen Rücken) abrollen und schaukle wieder vor. Halte dabei deinen Kopf ganz nah bei den Knien.
Achte darauf, dass deine Lehne rund und bequem ist.
Schaukle so schnell oder langsam du magst. Finde deinen eigenen Rhythmus.

Wie fühlt sich deine Lehne an?
Kann dein Kuscheltier mitschaukeln?

Schildkröte

Setze dich auf den Boden. Spreize deine Beine und winkle sie an. Führe deine Arme unter den Knien durch, und zwar von innen nach außen.
Schließe dann die Augen und stell dir eine Schildkröte mit ihrem dicken Panzer vor.
Schildkröten sind sehr ruhige und bedächtige Tiere. Sie atmen tief und langsam.

Verwandle deinen Rücken in einen Panzer: Mit der Ausatmung neigst du deinen Kopf nach vorn. Deine Beine und Arme lässt du zur Seite hin ausgleiten, bis sie fast ganz gestreckt sind.

Bist du auch wirklich eine ruhige Schildkröte, die tief und langsam atmet?
Hast du einen dicken Schutzpanzer?

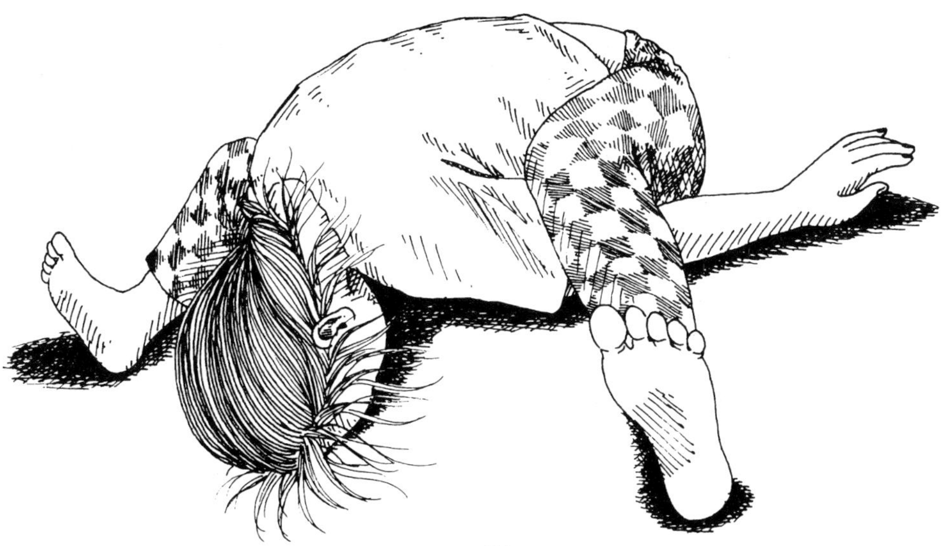

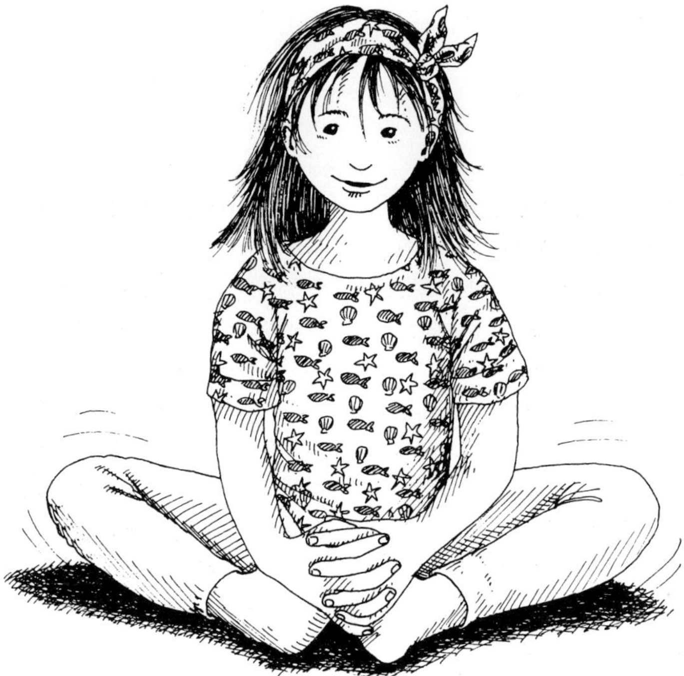

Schmetterling

Setze dich aufrecht mit gestreckter Wirbelsäule hin und lege deine Fußsohlen aneinander.
Zieh deine Fersen zu deinem Po und umfasse mit deinen Händen die Füße.
Schließe die Augen und verwandle deine Beine in Flügel. Lass sie flattern, indem du deine Knie auf- und abbewegst.

- *Bist du ein bunter Schmetterling?*
- *Lässt du dich vom Wind tragen?*
- *Wo flatterst du her? Über eine schöne Blumenwiese, über einen Bach ...?*
- *Wo ruhst du dich aus?*

Schwan

Lege dich auf den Bauch.
Deine Stirn berührt den Boden.
Die Hände liegen unter deinen Schultern, wobei die Handflächen nach unten zeigen.
Stelle dir einen Schwan vor, der stolz seinen Hals in die Höhe reckt.
Winkle das rechte Bein an. Die Füße sind dabei ganz gestreckt und die Zehenspitzen zeigen möglichst weit nach oben.
Schließe deine Augen und verwandle deine Schulterblätter in Schwanenflügel. Richte dann Kopf und Schultern auf und drehe den Kopf zum linken Bein. Danach schaust du zum rechten Bein.

Wie fühlst du dich mit einem Schwanenhals?
Wie weit kann der Schwan seinen Hals drehen?
Sind deine Schwanenflügel schwer oder leicht?

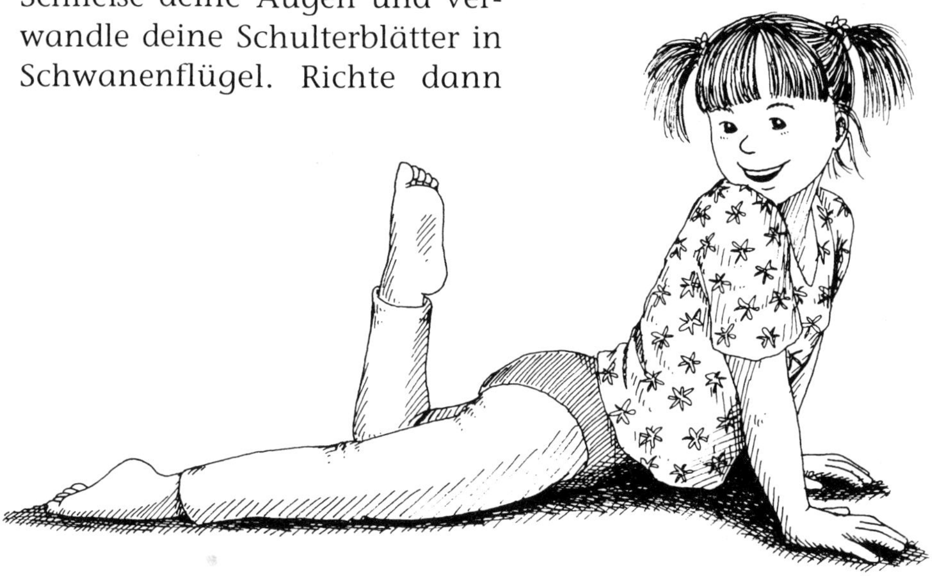

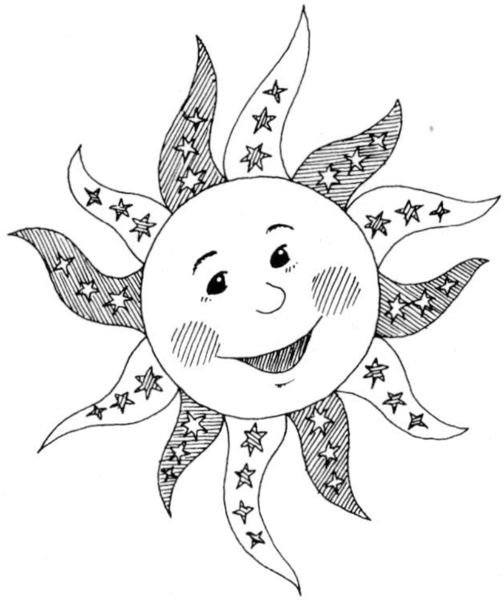

Sonne

Setze dich bequem und aufrecht in den Schneidersitz. Lege deine Handflächen vor deiner Brust aneinander, wie bei einem Gebet. Schließe deine Augen und stell dir vor, dass du eine Sonne in deinen Händen hältst.
Während du einatmest, streckst du deine Arme weit über den Kopf, als wollten deine Fingerspitzen den Himmel berühren.
Wenn du ausatmest, senkst du langsam deine Arme und beschreibst dabei einen weiten Bogen.
Deine Finger sind jetzt gespreizt und bilden die Sonnenstrahlen. So lässt du die Sonne scheinen.

- *Wie warm ist deine Sonne?*
- *Ist es eine Frühlingssonne, Sommersonne, Herbst- oder Wintersonne?*
- *Scheint sie morgens, mittags oder abends?*
- *Kannst du mit deiner Sonne die Sorgenwolken vertreiben?*

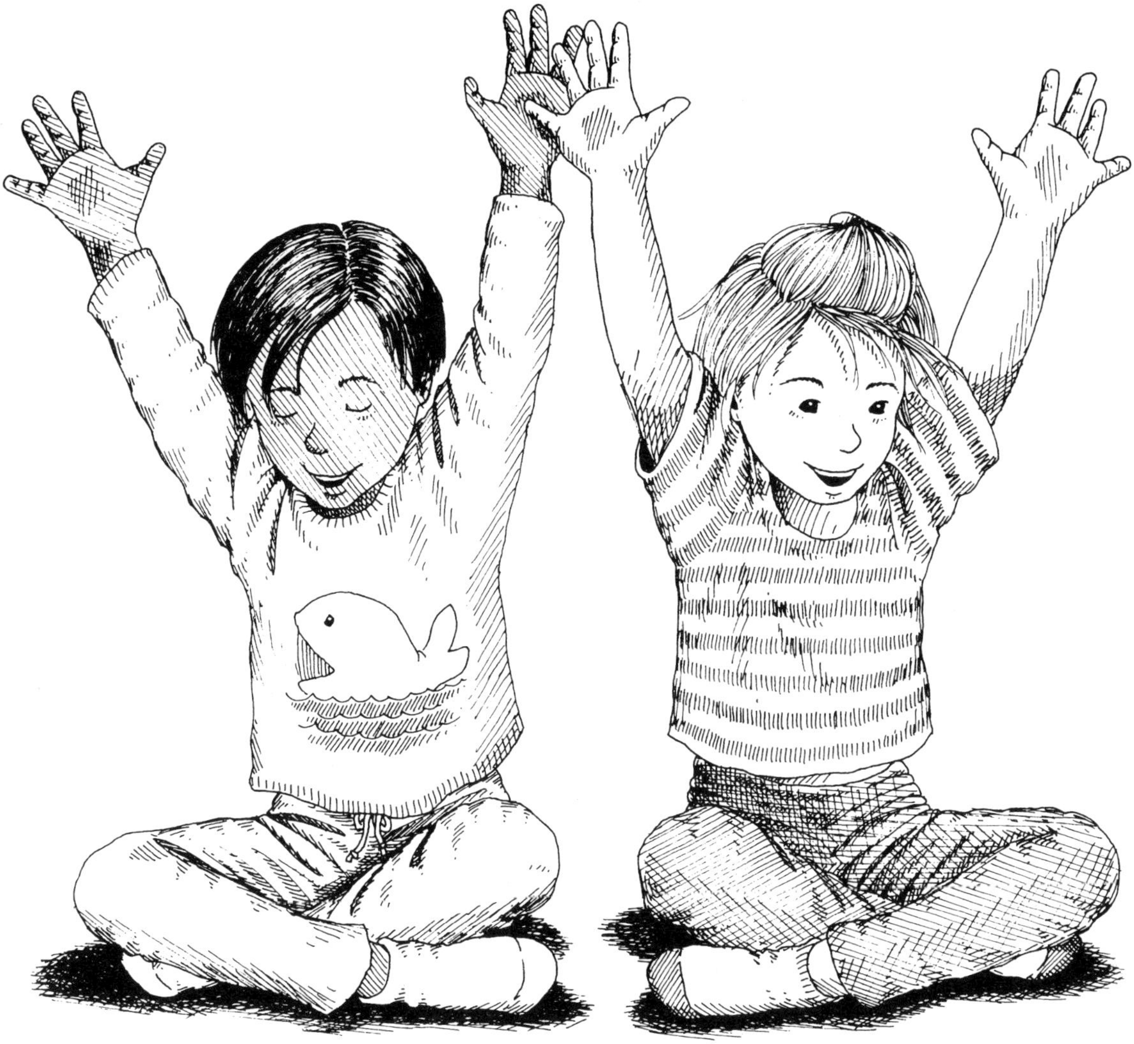

Sprossenleiter

Du stehst. Stelle dir eine Leiter vor. Die Sprossen deiner Leiter liegen weit auseinander.
Versuche, Sprosse für Sprosse hochzuklettern: Dazu stellst du dich auf die Zehenspitzen, streckst einen Arm hoch über den Kopf und greifst mit der Hand weit nach oben. Das Gleiche machst du dann auch mit dem anderen Arm, immer abwechselnd.

Wie hoch kletterst du?
Wo endet deine Leiter?

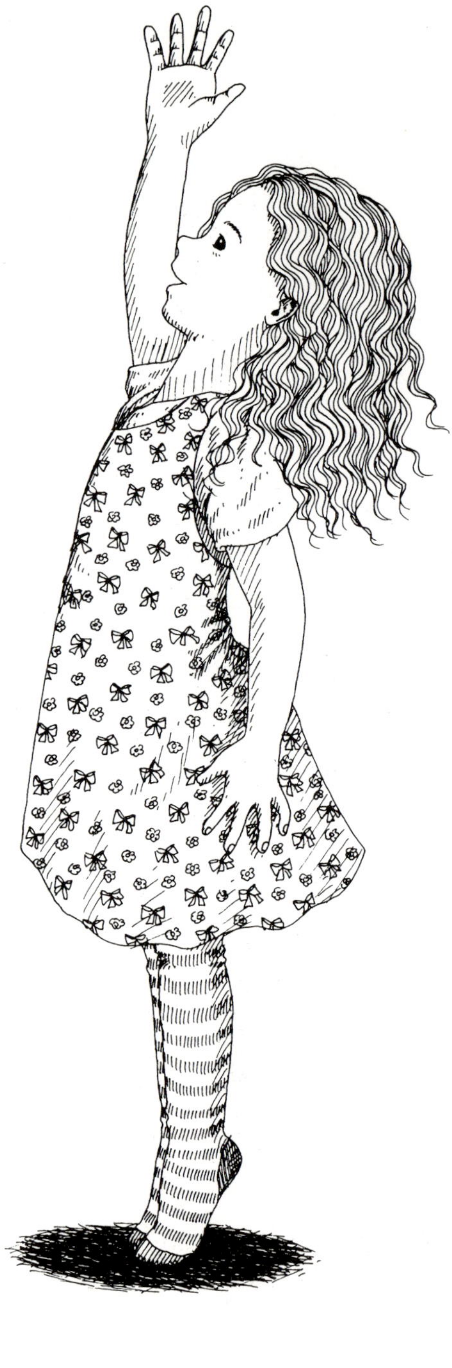

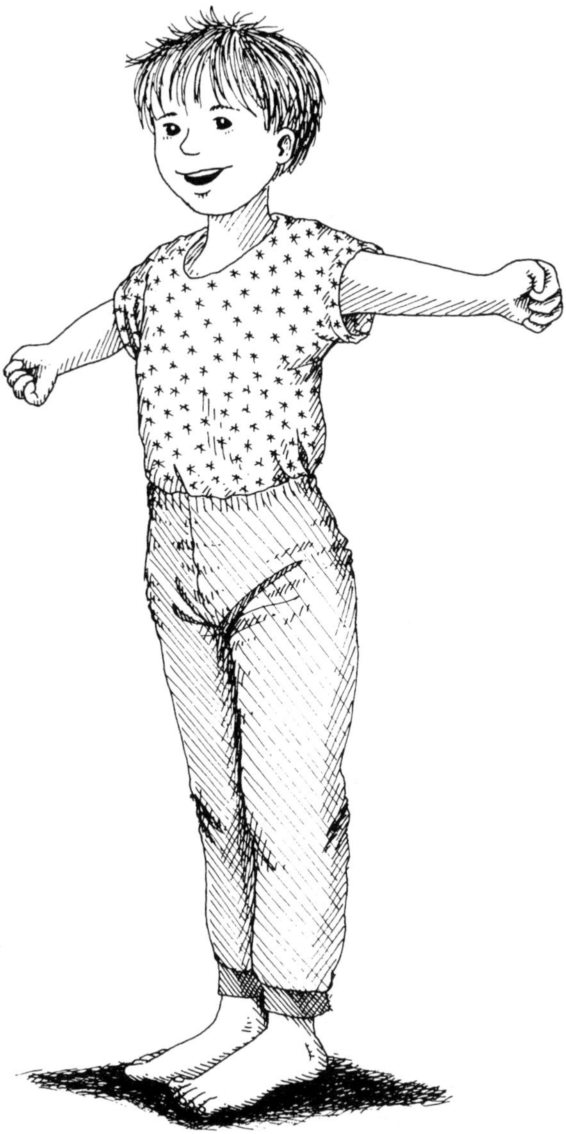

Windmühle

Bei dieser Übung kannst du wahlweise stehen oder knien. Deine Beine sind aber in jedem Fall geschlossen.
Mach die Augen zu und richte den Rücken auf, damit deine Windmühle ganz fest und stabil wird.
Deine Arme werden zu Windmühlenflügeln, indem du sie zur Seite ausstreckst und deine Hände zu Fäusten ballst. Während du ein- und ausatmest, lässt du deine Flügel kreisen.

Wo steht deine Windmühle? Vielleicht auf einer grünen Wiese oder mitten in einem Dorf ...?
Bläst ein starker Wind oder weht nur ein leichtes Lüftchen?

Zirkel

Setze dich auf den Boden und strecke deine geschlossenen Beine aus. Deine Hände liegen mit den Handflächen nach unten neben dir auf dem Boden. Wackle mit deinem Po hin und her, um deine Sitzhöcker zu spüren.
Während du einatmest, hebst du dann beide Beine an. Wenn du ausatmest, beschreibst du mit deinen Beinen einen Kreis. Dabei kannst du dich mit den Händen abstützen.

Wiederhole diese Übung mehrmals. Atme dabei immer tief ein und aus, sonst bekommst du Muskelkater im Bauch!

Zeichnest du einen großen oder einen kleinen Kreis in die Luft?
Kannst du dabei auch deine Füße greifen?

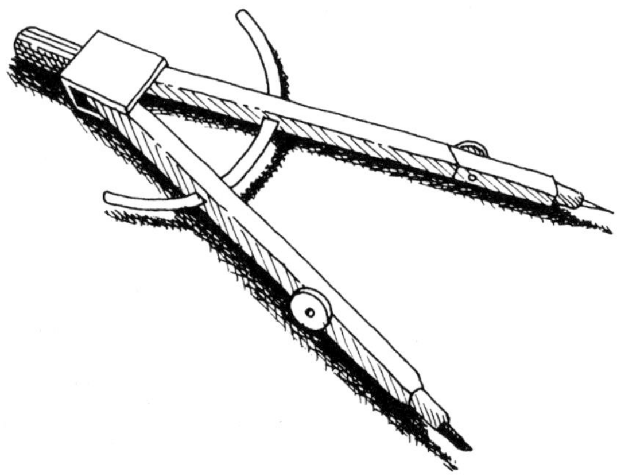

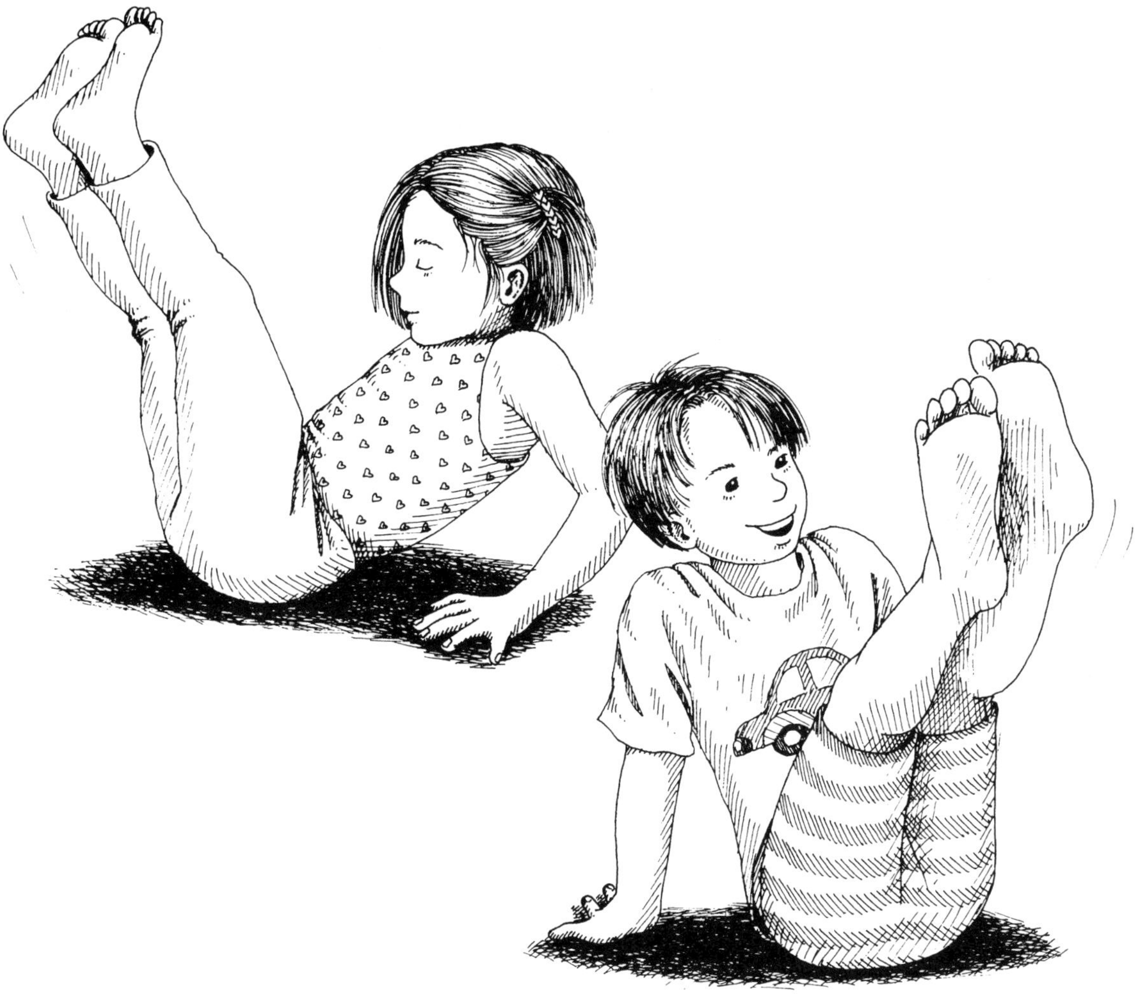

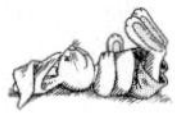

End-Entspannung

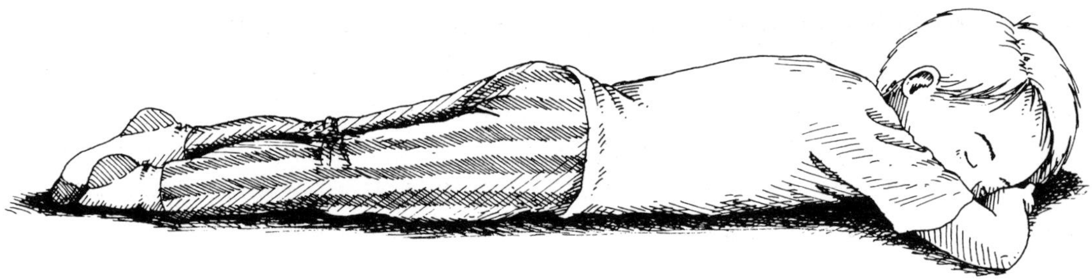

Bärenschlaf

Du liegst auf dem Bauch.
Mit deinen Händen bildest du ein Kissen, indem du sie übereinander legst. Bette deinen Kopf darauf.
Die beiden großen Zehen berühren sich, die Fersen fallen locker auseinander.
Stelle dir vor, dass du ein fauler Bär bist. Genüsslich lässt du dir dein Fell von der Sonne bescheinen.
Dein breiter Rücken wird warm.
Immer wenn du einatmest, spürst du an deinem Bauch die warme, weiche Erde.
Du genießt die Wärme und fühlst dich wohl.

Kuscheltierentspannung

Lege dich auf den Rücken und setze ein Kuscheltier auf deinen Bauch.
Schließe die Augen und stelle dir einen See mit kleinen Wellen vor. Ähnlich wie die Wellen, so hebt und senkt sich dein Bauch. Wenn du einatmest, hebt er sich, wenn du ausatmest, senkt er sich.
Die Wellen kommen und gehen. Dein Kuscheltier reitet auf den Wellen mit.
Wenn sie zu hoch werden, hältst du das Kuscheltier mit beiden Händen fest.
Du kannst kleine und hohe Wellen machen, ganz wie du magst.

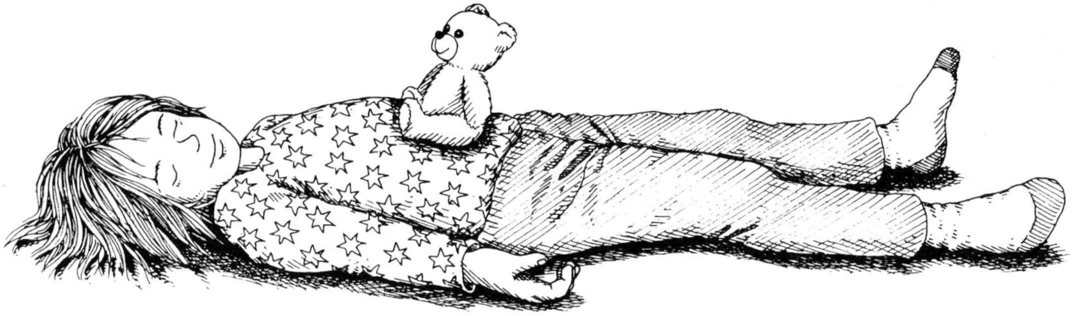

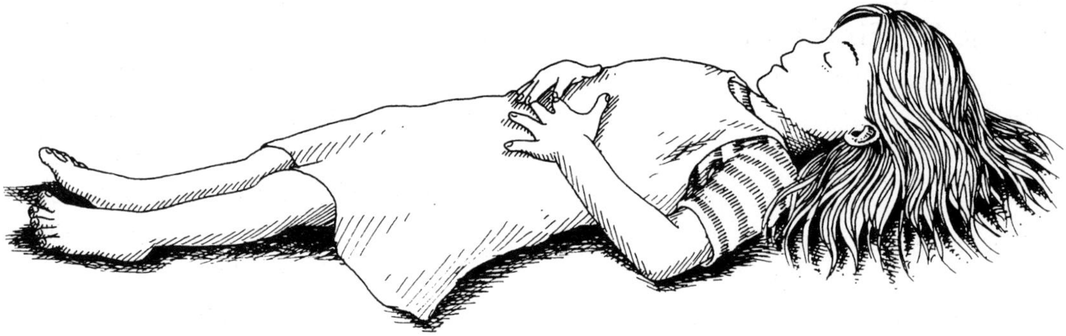

Sonnenentspannung

Lege dich auf den Rücken und halte die Hände bequem auf dem Bauch. Schließe die Augen.
Spreize die Finger und lasse sie zu warmen Sonnenstrahlen werden. Während du ausatmest, stellst du dir vor, dass die Wärme der Sonne in deinen Bauch strömt.

Wenn der Bauch nach einiger Zeit wie eine Sonne strahlt, lass die Wärme auch in die Beine bis zu den Zehen fließen, dann hinauf in die Arme, Hände und Finger. Bald wirst du hell und warm wie eine Sonne sein.

Zusammengerolltes Blatt

Setze dich auf die Fersen und strecke die Arme nach vorn auf den Boden.
Mit jeder Einatmung lässt du deine Arme und deinen Rücken länger nach vorn wachsen.
Bleibe einen Moment in dieser gestreckten Stellung. Spüre deinen lang gewordenen Rücken und lege dann deine Arme und Hände mit den Handflächen nach oben neben dich. Die Arme sind dabei nach hinten gestreckt. Die Stirn berührt den Boden.
Stell dir vor, dass du warm und geborgen in einem Nest liegst. Immer, wenn du einatmest, fühlst du dich besonders wohl. Wenn du ausatmest, kuschelst du dich noch ein Stückchen tiefer in dein Nest hinein.

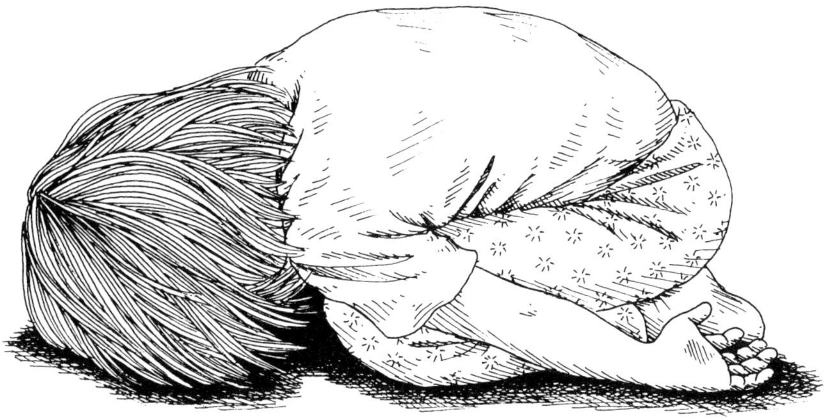

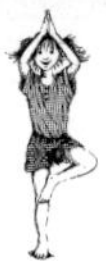

Yoga-Geschichten

Die einzelnen Yoga-Übungen machen den Kindern besonders viel Spaß, wenn sie in Geschichten eingebaut werden. Dadurch wird die Phantasie der Kinder angeregt und sie bleiben länger und konzentrierter bei der Sache. Die nachfolgenden Geschichten machen hierzu Vorschläge. Zudem zeigen sie Möglichkeiten auf, die einzelnen Übungen/Asanas in eine sinnvolle Reihenfolge zu bringen, bei der nacheinander verschiedene Körper- und Muskelpartien angesprochen werden. Um die Auswahl zu erleichtern, sind die in der jeweiligen Geschichte enthaltenen Asanas zu Beginn aufgeführt.
Auch andere in der Erzählung vorkommende Bewegungen können von den Kindern mitgemacht werden (zum Beispiel auf der Stelle laufen, tief ein- und ausatmen oder Ähnliches).

Wichtig:
In jedem Fall darf nicht vergessen werden, zu Beginn zunächst zwei oder mehr (beliebige) Aufwärmübungen durchzuführen. Die abschliessende End-Entspannung ist in den Geschichten enthalten.
Die Erzählerin/der Erzähler (Erwachsene oder Kinder, die bereits lesen können) sollte die Geschichte langsam, laut und deutlich vortragen und den Teilnehmern genügend Zeit für die einzelnen Übungen lassen. Diese sollte übrigens auch der Erzähler selbst mitmachen, denn das motiviert die Kinder.
Zur besseren Übersicht erfolgt pro Absatz eine Übung.

Tipp:
Natürlich können die Geschichten je nach den Bedürfnissen der Gruppe ergänzt oder gekürzt werden.

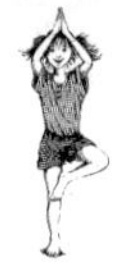

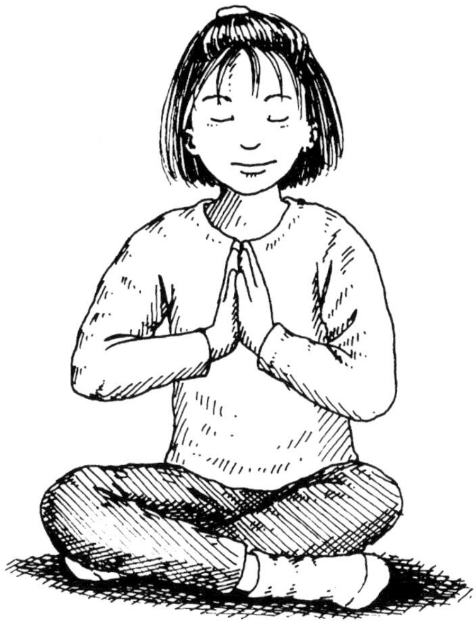

Oder vielleicht fällt den Kindern in einer Yogastunde gemeinsam sogar eine ganz andere Geschichte ein? Dazu können die Lieblingsübungen der Kinder auf Karten gemalt werden. Diese legt man dann verdeckt in die Mitte. Ein Kind beginnt, zieht eine Karte und denkt sich zu der Übung den Anfang einer Geschichte aus. Dabei machen alle Kinder die Übung mit.

Dann kommt das nächste Kind an die Reihe, das die Geschichte mit seiner Übung fortführt und so weiter. Das letzte Kind schließlich versucht die Geschichte abzuschließen.

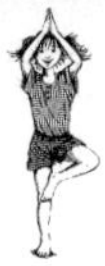

Frühlingssonne und Blumenduft

Asanas: Baum, Hase, Sonne, Blume, Schmetterling, Frosch
End-Entspannung:
Zusammengerolltes Blatt

Stürmisch bläst der Wind durch die **Bäume**, sie bewegen sich hin und her, hin und her.
Ein kleiner **Hase** schimpft: „Mir gefällt es gar nicht, wenn es so windig und kalt ist. Dabei war es gestern noch so schön! Na ja, so ist das eben: April, April, weiß nicht, was er will! Fehlt nur noch, dass es anfängt zu regnen!" Dann hoppelt er missmutig unter einen Busch, um dort Schutz zu suchen.
Doch nach einer Weile blinzelt der Hase erstaunt zwischen den Blättern hervor. Was ist das? Warum ist es plötzlich so hell? Das ist die **Sonne**, die wieder scheint, und es ist windstill und angenehm warm.
Freudig hoppelt der Hase unter dem Busch hervor und läuft schnell zu seiner Lieblingswiese. Da bekommt er große Augen: Die Wiese ist übersät mit bunten Frühlings**blumen**! Und wie herrlich sie duften! Der Hase atmet tief die Frühlingsluft ein.
Schmetterlinge tanzen um die Blumen herum. Am nahen Teich quaken die **Frösche** und erzählen sich abenteuerliche Geschichten. Der kleine Hase hoppelt über die bunte Frühlingswiese und genießt den herrlichen Tag. Er macht es sich bequem und lässt sein struppiges Winterfell von der warmen Sonne in einen kuscheligen, glänzenden Pelz verwandeln (**Zusammengerolltes Blatt**).

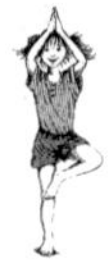

Der freche Hase Tobias

Asanas: Hase, Rutschbahn, Frosch, Schmetterling, Baum, Adler, Brücke
End-Entspannung:
Zusammengerolltes Blatt

Es war einmal ein frecher kleiner **Hase** namens Tobias. Regelmässig, wenn seine Eltern schliefen, büchste er aus. So hoppelte er auch heute wieder einmal unternehmungslustig los.
Nach einer Weile kam er an einem Spielplatz vorbei, wo sich Kinder auf einer **Rutschbahn** vergnügten.
Kurze Zeit später gelangte er an einen Teich. „Bist du schon wieder ausgebüchst?“, quakten die **Frösche** laut und vorwurfsvoll. Sie machten wirklich ein Höllenspektakel. Aber Tobias lachte nur und hoppelte sorglos weiter. Doch plötzlich knackte es laut und er spürte, wie der Boden unter ihm nachgab. Tobias fiel in eine tiefe Grube. „Hilfe, es ist so dunkel und kalt hier. Wer hilft mir nur wieder heraus?“, rief er jämmerlich.
Nach einer Weile setzte sich ein **Schmetterling** auf den Grubenrand. Oh, wie war Tobias froh, nicht mehr allein zu sein. „Tja, wie kann ich dir nur helfen?“, überlegte der Schmetterling. Lange dachte er nach, während er heftig mit seinen Flügeln schlug. Dann kam ihm eine Idee. „Ich hole noch ein paar meiner Schmetterlingsfreunde und dann machen wir uns auf, deine Eltern zu suchen.“
Nach wenigen Minuten wimmelte es an der Grube nur so von Schmetterlingen. Aufgeregt flatterten sie umher und schillerten dabei in den unterschiedlichsten

Farben. Schließlich stoben sie in alle Richtungen davon.
Der allerkleinste Schmetterling von ihnen fand schließlich Tobias Eltern im Wurzelgeflecht eines alten **Baums**. Eilig machten sie sich gemeinsam auf den Rückweg, um Tobias zu befreien. Doch plötzlich bemerkten sie einen Schatten. „Ein **Adler**!"
Der Raubvogel zog bedrohlich seine Kreise über ihnen.
„Hoffentlich entdeckt er nicht die Grube." Vater Hase rannte, so schnell er nur konnte, über eine **Brücke**, machte durch wildes Hakenschlagen auf sich aufmerksam und lenkte so den Adler ab. Als dieser verschwunden und die Gefahr vorüber war, hoppelte Vater Hase zum Rand der Grube, streckte seine Vorderpfote aus und zog Tobias langsam und vorsichtig heraus.
Tobias bedankte sich ein wenig verlegen bei seinen neuen Freunden, den Schmetterlingen, und begab sich mit seinem Vater auf den Weg nach Hause. Dort kuschelte er sich erleichtert an seine Eltern und schlief glücklich ein (**Zusammengerolltes Blatt**).

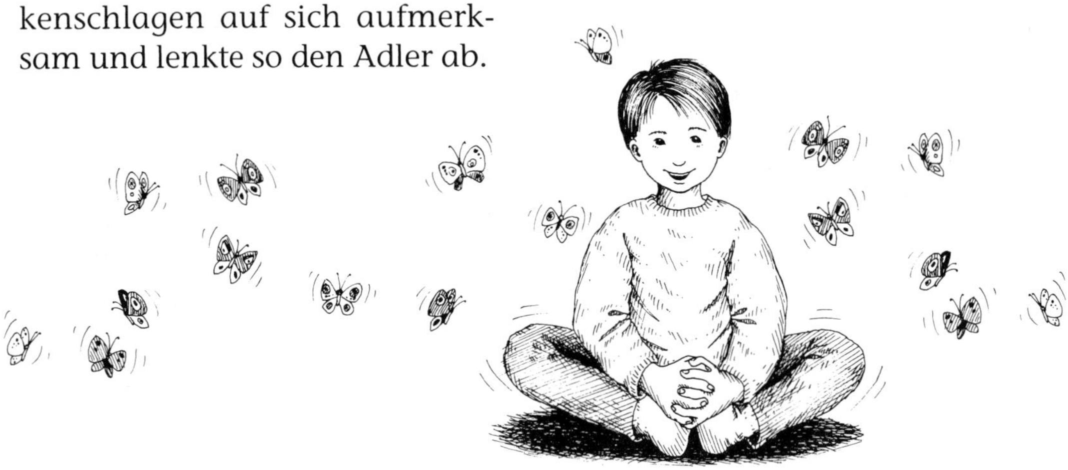

Im Zauberland

Asanas: Sprossenleiter, Berg, Adler, Löwe, Boot, Bär, Schlange, Windmühle
End-Entspannung: Bärenschlaf

Die kleine Sandra ist krank und muss im Bett bleiben. Sie ist ganz allein und schaut sehnsüchtig zum Fenster hinüber, durch das der Lärm der spielenden Kinder auf der Straße dringt. Plötzlich bemerkt sie ein seltsames Wesen, das ihr einladend zuwinkt.
Es ist eine Fee. Die Fee deutet auf eine **Leiter**, die zum Himmel hinaufführt und weit oben in den Wolken verschwindet. Neugierig springt Sandra aus dem Bett, steigt durch das Fenster und läuft zu der Leiter. Sprosse für Sprosse klettert sie hoch. Manchmal liegen die Sprossen ganz weit auseinander, ein andermal sehr eng zusammen. Aber sie schafft es.

Plötzlich steht Sandra auf einem **Berg**. „Wo bin ich hier nur?", fragt sie sich verwundert.
Da fällt ein riesengroßer Schatten auf sie und ein mächtiger **Adler** landet neben ihr.
„Hallo, Sandra, schön, dass du da bist", sagt der Vogel. „Willkommen im Zauberland. Komm, setz dich auf meinen Rücken und halte dich an meinen Flügeln fest. Ich segle mit dir durch die Lüfte." Und los geht's. Zuerst fliegen sie über eine große Wüste. Sandra staunt, denn so viel goldenen Sand hat sie noch nie gesehen.
Da sieht sie unter sich ein Rudel **Löwen**. Die Löwen schauen zu ihnen hoch und brüllen freundlich. Sandra ist ganz aufgeregt, denn sie hat plötzlich das Gefühl, das Löwengebrüll zu verstehen.
Dann gelangen sie an einen purpurnen See. Auf dem Wasser

schaukeln viele **Boote** sanft hin und her. Hier gefällt es Sandra sehr und sie fühlt sich auf dem Rücken des Adlers immer freier. Am gegenüberliegenden Ufer beginnt ein großer Wald. Auf einer Wiese am Waldrand feiern viele **Bären** ein ausgelassenes Fest.

Während Sandra noch den Bären beim Tanzen zuschaut, hört sie plötzlich ein merkwürdiges, zischendes Geräusch. Im selben Moment fliegen sie über eine Gruppe von Bäumen, an denen riesengroße Spagetti hängen. Spagetti? „Nein, nein“, lacht der Adler, „das sind keine Spagetti, das sind **Schlangen**.

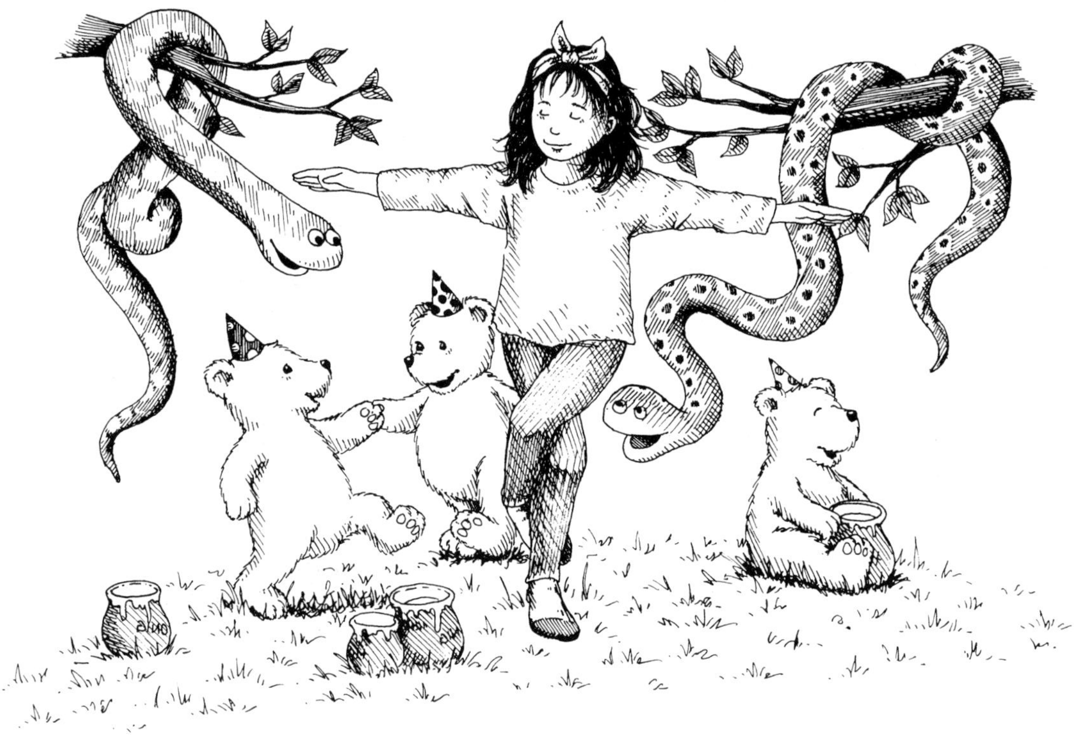

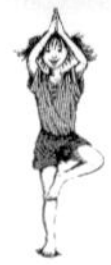

Wenn du genau hinschaust, kannst du ihre Köpfe mit den langen Zungen erkennen."
Sandra will sich gerade ein bisschen fürchten, da sind sie auch schon weitergeflogen.
Nach einer Weile setzt sie der Adler auf einer saftiggrünen Wiese in der Nähe einer alten **Windmühle** ab. Langsam und knarrend dreht sich das Windmühlenrad. Begeistert wendet sich Sandra zu ihrem Freund, dem Adler, um, aber der ist plötzlich verschwunden.
Erschöpft, aber zufrieden legt sie sich auf das weiche Gras, macht es sich bequem und atmet noch einmal die Luft des Zauberlandes tief durch die Nase ein und aus **(Bärenschlaf)**.
Nach einer Weile öffnet sie die Augen und stellt fest, dass sie wieder zu Hause in ihrem Bett liegt. Erleichtert bemerkt sie, dass es ihr schon viel besser geht.
Da kommt ihre Mutter lachend mit einem Teller voller Spagetti herein. Zuerst erschrickt Sandra, aber dann sieht sie, dass es wirklich Spagetti sind, die sie nun mit großem Appetit verspeist.

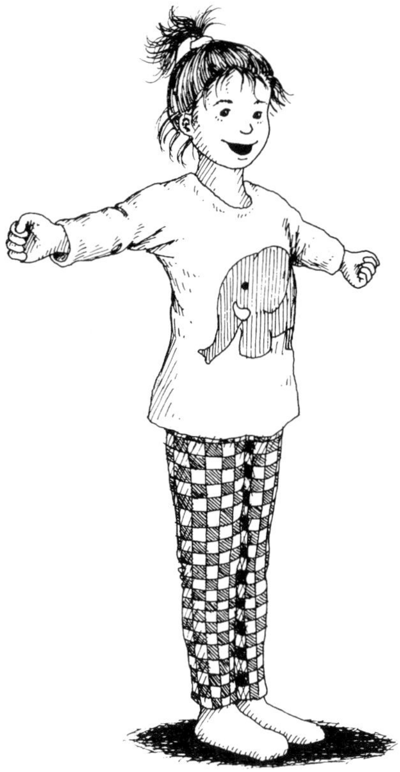

Der magische Zirkel

Asanas: Zirkel, Schildkröte, Blume, Brücke, Boot, Berg
End-Entspannung: Sonnenentspannung

Es ist ein herrlicher, warmer Sommertag. Aber leider hat sich Christoph den Fuß verstaucht und kann nicht mit den anderen Kindern zum Baden gehen. Traurig und allein sitzt er in seinem Zimmer. Da kommt die Mutter herein und legt ihm zum Trost ein rechteckiges Päckchen auf den Schreibtisch. Dabei lächelt sie geheimnisvoll. Neugierig packt Christoph das Geschenk aus. Es ist ein **Zirkel**.
Na ja, denkt Christoph enttäuscht, für die Mathematikstunde wollte ich jetzt eigentlich nicht üben! Aber da ihm nichts Besseres einfällt, holt er sich ein großes Blatt Papier und dreht, einmal rechts, einmal links, viele Kreise.
Plötzlich bekommt er Lust, den kleinsten Kreis ganz blau auszumalen.
Lange betrachtet er den Kreis, bis er das Gefühl hat, in ihn hineinzufallen wie in einen tiefen Brunnen. Tief unten glänzt das Wasser. Da bewegt sich etwas. Was war das? Die Wellen werden immer höher. Da, jetzt - eine **Schildkröte** winkt Christoph zu. Ohne weiter nachzudenken, taucht Christoph in das Wasser ein und schwimmt hinter dem Tier her. Zwar kann die Schildkröte nicht sprechen, aber doch begreift Christoph, was sie ihm bedeuten will: Zusammen werden sie eine abenteuerliche Reise durch die Unterwasserwelt machen. Zuerst kommen sie an einer wunderschönen Wasser-

blume vorbei. Die Blüte schillert in allen Farben des Regenbogens und der Stängel glitzert silbrigblau. So etwas Schönes hat Christoph noch nie gesehen. Nach einer Weile tauchen sie unter einer **Brücke** hindurch, die über und über mit Schlingpflanzen bewachsen ist.

Auf einmal wird das Wasser ganz trübe und unruhig. Schlamm wirbelt auf.

Erschrocken blicken Christoph und die Schildkröte nach oben: Ein Motor**boot** flitzt in wilder Fahrt über sie hinweg!

Als die Sicht wieder klarer wird, bemerken sie, dass sie sich vor einem hohen, spitzen **Berg** aus leuchtendroten Korallen befinden. Dahinter tauchen immer mehr Korallenberge in den verschiedensten Farben auf. Die Schildkröte gibt Christoph ein Zeichen, dass es Zeit ist wieder aufzutauchen.

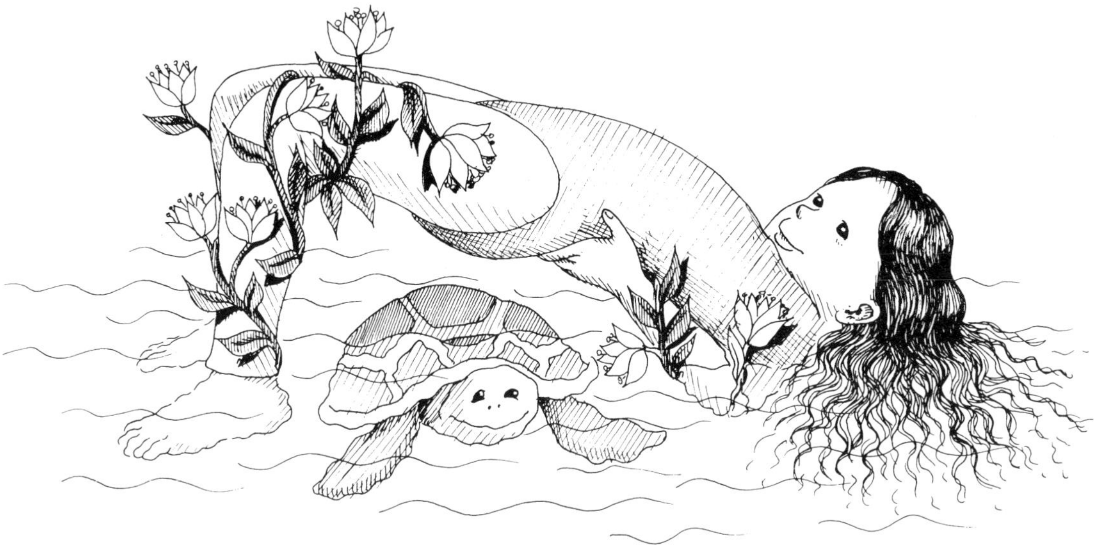

Mit kräftigen Stößen schwimmt Christoph nach oben. Plötzlich findet er sich auf dem Teppich in seinem Zimmer wieder.
Die Sonne scheint auf seinen Bauch (**Sonnenentspannung**), sodass ihm wohlig warm wird. Nach einer Weile öffnet Christoph die Augen. Vor ihm liegt immer noch das Blatt Papier mit dem blauen Kreis. War alles nur ein Traum?
Auf jeden Fall fühlt sich der Fuß jetzt schon wieder viel besser an. Bis die Mutter zurückkommt, malt Christoph aus dem Kreis eine wunderschöne Unterwasserblume. Die wird er der Mutter schenken.

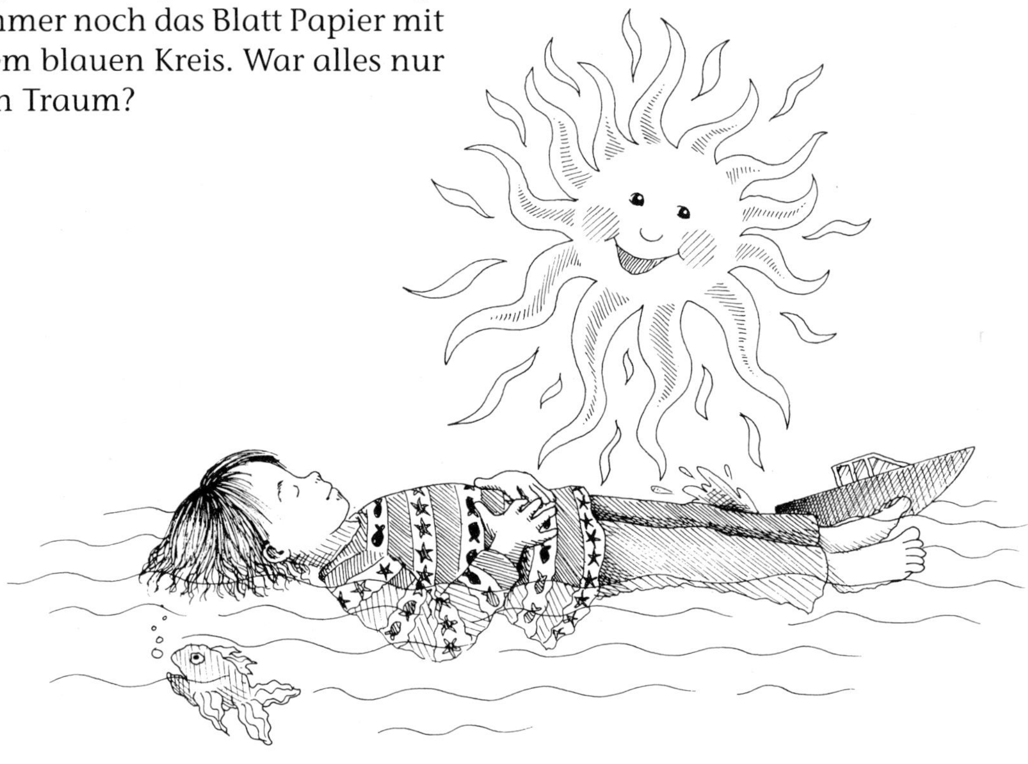

Kapitän Hendrik

Asanas: Schaukelstuhl, Boot, Windmühle, Schmetterling, Frosch, Schlange, Berg
End-Entspannung:
Sonnenentspannung

Am Ufer eines großen Flusses steht ein hübsches Holzhäuschen. Auf der Veranda sitzt der alte Kapitän Hendrik in seinem **Schaukelstuhl** und raucht vergnüglich sein Pfeifchen.
In der Ferne schippert ein **Boot** von Westen her kommend auf das Ufer zu. Alles scheint friedlich und still.
Doch plötzlich kommt starker Wind auf. Die **Windmühle** in der Nähe des Häuschens beginnt sich erst langsam, dann schnell und schneller zu drehen. Es ist Herbst und die Blätter wirbeln durch die Luft.
Auch ein **Schmetterling** kämpft gegen den Herbststurm an. Gespannt beobachtet Kapitän Hendrik, wie der Schmetterling wild flatternd versucht, zu einem schützenden Ahornbaum zu gelangen. Der erfahrene Kapitän spürt, dass irgendetwas nicht stimmt.
Da hört er ein Rascheln rechts an seinem Bein. Was war das? Er beugt sich vor und sieht einen winzigkleinen Laub**frosch**, der sich verzweifelt durch das hohe Gras kämpft. „Soll ich dir helfen, Kleiner?“, brummt der Kapitän freundlich.
Und dann bemerkt er die Gefahr: Eine **Schlange** windet sich ebenfalls dort auf der Erde, immer näher auf ihr Opfer zu.
Da hebt Kapitän Hendrik den Frosch schnell aus dem Gras und setzt ihn neben sich auf einen kleinen **Berg** aus zusammengefegtem Laub. Hier kann die Schlange nicht hinaufgelangen.

Der kleine Frosch ist gerettet. Zufrieden lehnt sich Kapitän Hendrik wieder in seinen Schaukelstuhl zurück und schließt seine Augen. Allmählich wird sein Schaukeln langsamer, bis es schließlich ganz aufhört und er in einen tiefen Schlaf fällt **(Sonnenentspannung)**. Das Letzte, was er hört, ist das dankbare Quaken des kleinen Frosches.

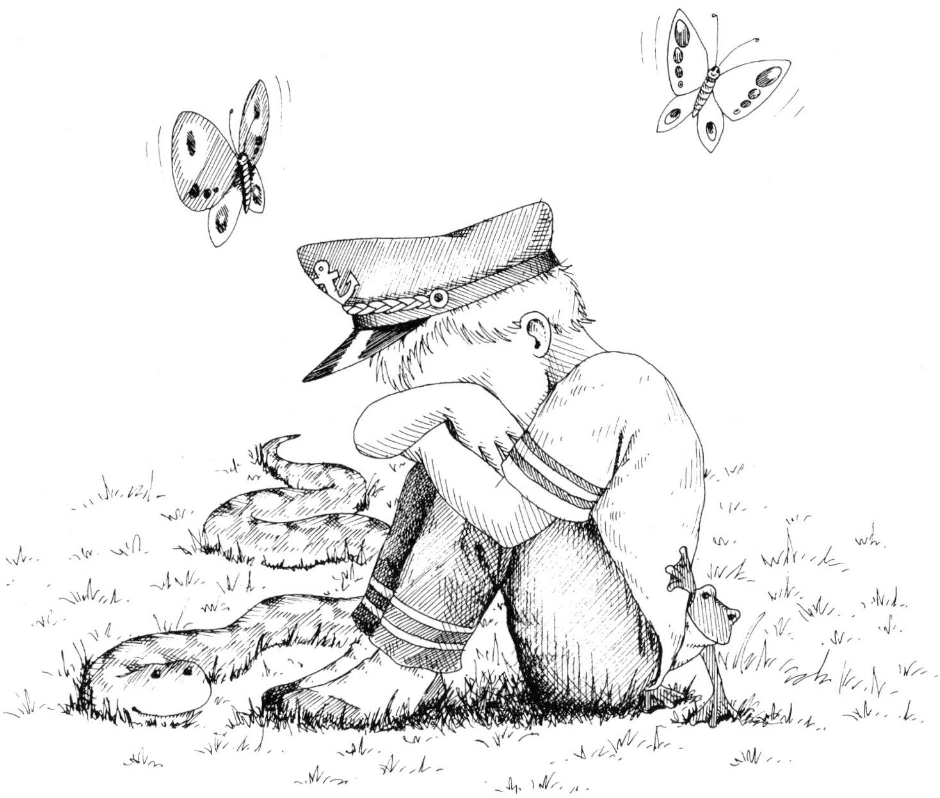

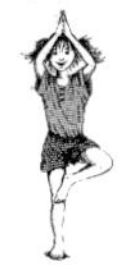

Zauberin Yolanda

Asanas: Schaukelstuhl, Kerze, Schlange, Berg, Katze, Bär
End-Entspannung: Bärenschlaf

In dem Zimmer ist es dunkel und still. Nur das langsame Ein- und Ausatmen der schlafenden Zauberin Yolanda ist zu hören. Nach einer Weile erwacht sie aus ihrem Schlaf. Sie reckt und streckt sich und gähnt laut und herzhaft. Dann setzt sie sich auf und reibt sich verwundert die Augen. „Wo bin ich? Oh, natürlich in meinem Bett." Wie konnte sie nur vergessen, dass sie sich gestern ein ganz neues Bett gezaubert hat! Sie schnipst mit den Fingern. „Mein kleiner kristallener **Schaukelstuhl** soll her!", und schwupps, schon setzt sie sich hinein und beginnt zu schaukeln, erst langsam, dann immer schneller und schneller. Dann fällt Yolanda auf, dass es immer noch dunkel ist. Geschwind zündet sie eine **Kerze** an. Die Flamme erleuchtet ihr Zimmer. Die Kristallkugeln an den Wänden beginnen zu glitzern und zu funkeln.
Yolanda überlegt, womit sie heute ihre Zauberkräfte üben könnte. Sie bekommt große Lust, sich in eine **Schlange** zu verwandeln. Geschmeidig biegt sie ihren Körper zurück und zischelt, bis sie die Gestalt einer Schlange angenommen hat. Sie schlängelt sich über den Boden und entdeckt einen Spalt in der Hauswand, der ihr vorher noch nie aufgefallen ist. Neugierig kriecht sie hinaus in den dicken Schnee. Brrrr, ist das kalt!
Schnell schlüpft sie in eine nahe gelegene Scheune. Oh, wie wunderbar, ein duftender, wärmender Heu**berg**!

Da hört sie ein Geräusch.
Eine schwarze **Katze** schleicht herein. Sie reckt und streckt sich und fühlt sich ebenfalls sichtlich wohl in der warmen Scheune. Genüsslich macht sie einen Katzenbuckel.
Jetzt entdeckt die Katze die Zauberin Yolanda, die immer noch eine Schlange ist. Die wird ihr schmecken! Geduckt pirscht sie sich heran. Doch Yolanda erkennt die Gefahr und verwandelt sich blitzschnell in einen **Bär**. Der Heuhaufen sinkt unter ihrem Gewicht zusammen. Die Katze bleibt vor Schreck zunächst wie angewurzelt stehen, macht dann kehrt und verschwindet hinaus in die Dunkelheit.
Lachend tapst nun auch Yolanda, der Bär, hinaus und läuft zurück zu ihrer Hütte. „Herrlich", denkt die Zauberin, „das Bärenfell ist besser als jeder Wintermantel." In ihrem warmen Fell kuschelt sie sich aufs Bett und fällt in einen tiefen **Bärenschlaf**.

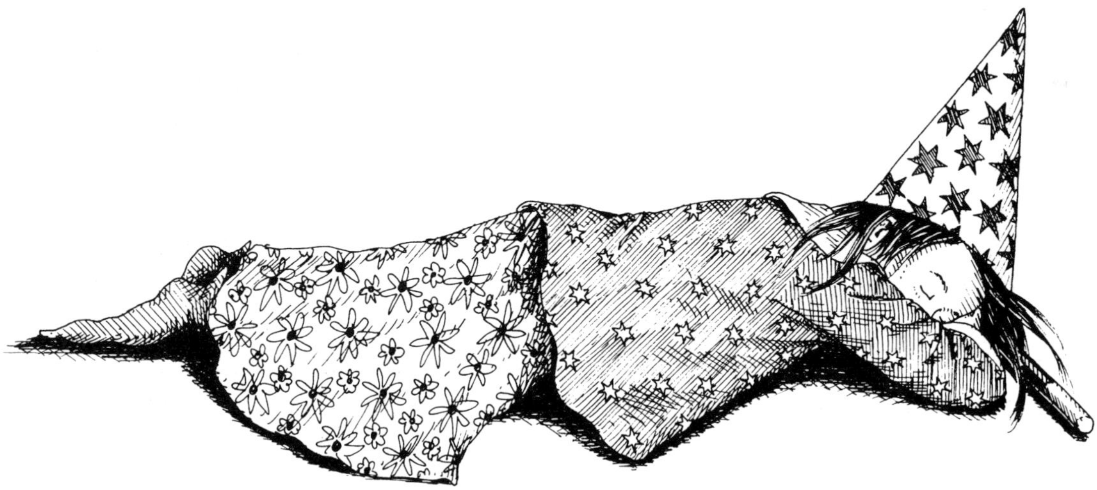

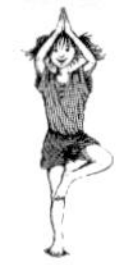

Der Indianer und der Adler

Asanas: Schaukelstuhl, Pfeil, Bogen, Baum, Adler, Fisch, Bär, Katze, Kerze
End-Entspannung:
Kuscheltierentspannung

Ein Indianer liegt in seinem Zelt und schläft. Er ist schon alt, so alt, dass er ein ganz runzliges Gesicht voller Falten hat.
Als der Indianer nun erwacht, rollt er wie immer ein paarmal auf seinem Lager hin und her **(Schaukelstuhl)**, um ganz munter zu werden. Dann steht er auf, tritt vor sein Zelt und reckt und streckt sich ausgiebig. Nun ist er bereit für die Jagd.
Er holt seinen Köcher mit den Pfeilen. Einen **Pfeil** nach dem anderen nimmt er heraus, um ihn zu spitzen. Dann überprüft er sorgfältig, ob sein **Bogen** genügend gespannt ist.
Schließlich nimmt er Köcher, Bogen und Speer und zieht los in den Wald **(Baum)**.
Plötzlich entdeckt er einen **Adler**, der seine Kreise am Himmel zieht. Da weiß der alte und erfahrene Indianer, dass heute die Jagd unter einem guten Stern steht und er reichlich Beute machen wird. Denn der Adler ist der König der Lüfte, und wer ihn sieht, dem ist das Glück wohlgesonnen.
So zieht der Indianer weiter, bis er an einen reißenden Fluss gelangt. Darin springen munter fette Lachse herum. Der Indianer watet vorsichtig ein Stück ins Wasser hinein, zielt sorgfältig mit seinem Speer auf einen **Fisch** und stößt schließlich mit einer schnellen Bewegung zu. Aber die Strömung ist zu stark und der Indianer kann sich nicht mehr auf

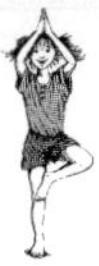

den Beinen halten. Er fällt der Länge nach ins Wasser. Mit ein paar kräftigen Schwimmbewegungen gelingt es ihm, sich ans Ufer zu retten. Dort schüttelt er kräftig die Tropfen von seinem Körper ab.
Da hört er das drohende Brummen eines **Bären**. Der alte Indianer weiß, dass er es mit einem solch großen Tier nicht aufnehmen kann, und beginnt zu laufen, so schnell er kann. Er läuft und läuft, bis er wieder an seinem Lager anlangt. Dort ist er in Sicherheit. Er legt seine Waffen ab und kriecht in sein Zelt.
„Miau, miau", ertönt es neben ihm. Es ist seine treue **Katze** Bao, die da um seine Beine streicht. Der alte Indianer krault sie zärtlich zwischen den Ohren und Bao schnurrt behaglich.
Inzwischen ist es dunkel geworden. Der Indianer zündet eine **Kerze** an und nimmt sich seine Pfeife. Lange sitzt er rauchend vor dem warmen Licht und denkt über seine heutigen Erlebnisse nach. Er ist ohne Beute von seiner Jagd zurückgekehrt, obwohl er den Adler gesehen hat. Wie konnte das sein?
Schließlich wird der Indianer müde, legt sich hin und macht es sich bequem **(Kuscheltierentspannung)**. Am nächsten Morgen, als er durch die Sonnenstrahlen geweckt wird, glaubt er seinen Augen nicht zu trauen: Seine treue Katze Bao hat ihm in der Nacht einen dicken Fisch neben sein Lager gelegt!

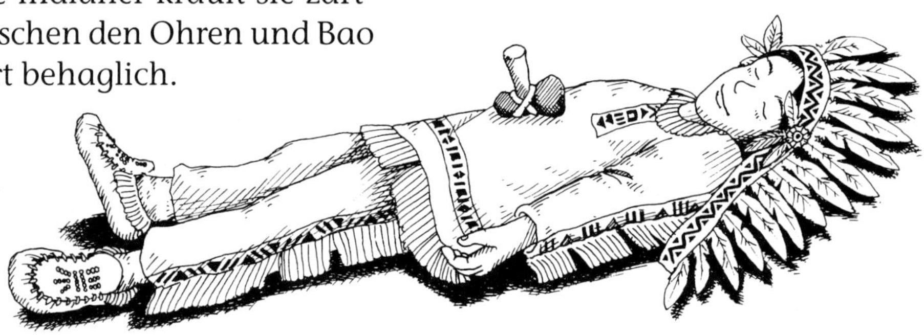

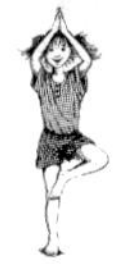

Der Lindenbaum

Asanas: Baum, Sonne, Brücke, Schwan, Zirkel, Sprossenleiter, Berg, Buch
End-Entspannung:
Zusammengerolltes Blatt

Auf einer großen Wiese steht ein uralter, mächtiger Linden**baum**. Es ist kein normaler Baum, denn er versteht die Sprache der Kinder. Jeden Tag besuchen sie ihn, um ihm von ihren Sorgen und Nöten, aber auch von ihren Abenteuern zu erzählen.
So setzt sich auch heute ein kleines Mädchen vertrauensvoll unter die Linde, schließt die Augen und malt mit den Armen eine große, warme **Sonne**. „Was ist geschehen, mein Kind?", fragt die Linde freundlich. Und da beginnt das Kind zu erzählen: „Als ich heute Morgen auf dem Weg zur Schule über die **Brücke** kam, habe ich etwas Seltsames beobachtet.
Auf dem See war ein **Schwan**, der immer im Kreis schwamm. Ich beugte mich weit über das Geländer, um besser sehen zu können. Der Schwan zog immer weiter seine Kreise, so regelmäßig wie ein **Zirkel**. Da entdeckte ich, dass er gefangen war. Er steckte mit einem Bein in einer Schlinge und konnte nicht mehr fortschwimmen. Armer Schwan!
Schnell lief ich zu einem Zwetschgenbaum, an dem eine Leiter (**Sprossenleiter**) lehnte. Ich kletterte hoch und brach einen langen Ast ab. Mit diesem Ast versuchte ich vom Ufer aus, dem Schwan zu helfen. Nach einiger Zeit schließlich gelang es mir, die Schlinge zu lösen und das Tier zu befreien.
Immer noch sehr aufgeregt, aber dankbar flog der Schwan mit seinen großen Schwingen über die **Berge** davon.

Oh Schreck, nun kam ich zu spät zur Schule! Aber als ich meinem Lehrer alles erzählte, war er nicht länger böse, sondern lobte mich für meine gute Tat.

Und dann erlebte ich noch eine Überraschung: In der Deutschstunde blätterte ich im Lese**buch** und stieß auf eine Geschichte über einen gefangenen Schwan, der von einem kleinen Mädchen befreit wurde!"

Die Linde hat gespannt der Geschichte gelauscht und freut sich nun mit dem Mädchen über den guten Ausgang. Das Kind beginnt laut zu gähnen und legt sich zufrieden zurück. Wohlig betrachtet es das Blätterdach über seinem Kopf, durch das die Sonne ihre wärmenden Strahlen schickt. Nach einer Weile rollt es sich zusammen. Unter dem Schutz der freundlichen Linde fühlt es sich ganz geborgen **(Zusammengerolltes Blatt)**.

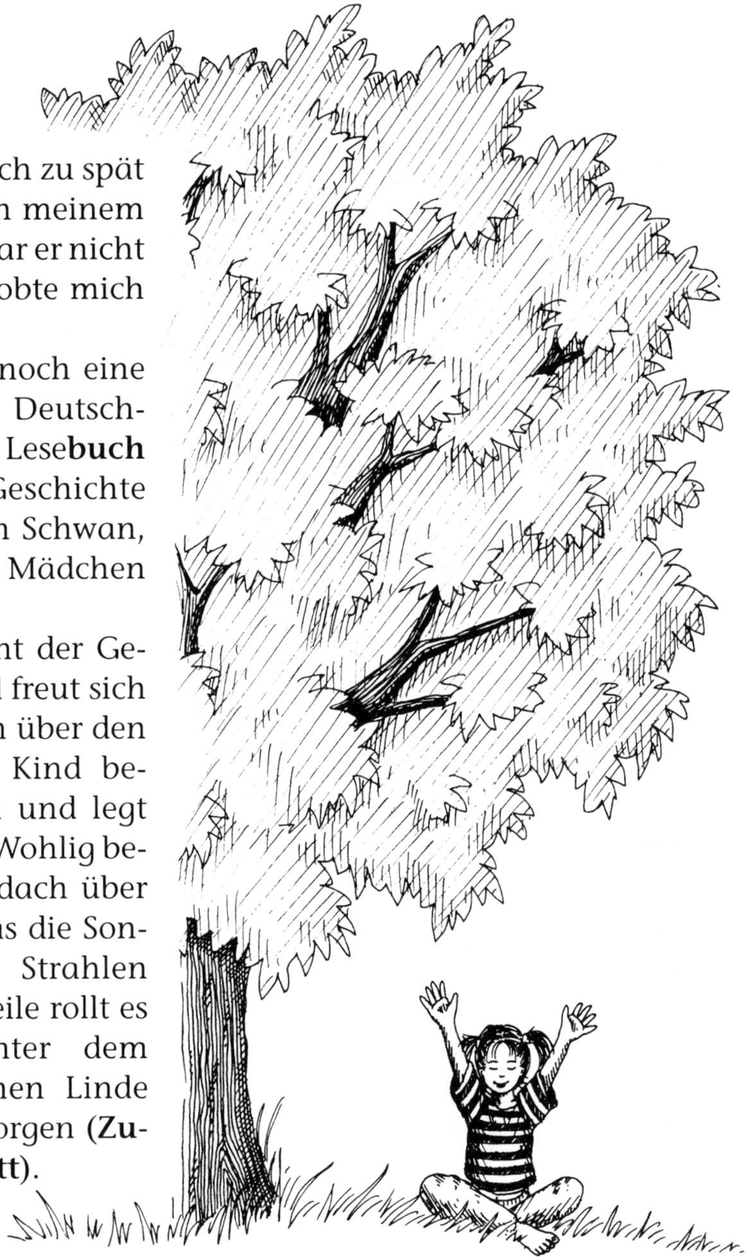

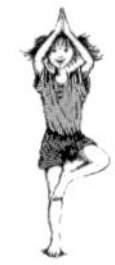

Der fliegende Haarschmuck

Asanas: Schmetterling, Schaukelstuhl, Brücke, Schwan, Blume, Hase, Sprossenleiter, Berg
End-Entspannung:
Sonnenentspannung

Ein zitronengelber **Schmetterling** flattert durch die warme Frühlingsluft. „Ach, wie bin ich froh, dass es endlich wieder warm ist!" Da bemerkt er, wie ein zartes grünes Blatt eines Holunderbusches leicht hin und her schaukelt.
Der Schmetterling denkt sich: „Oh, ein idealer Platz für eine kurze Rast." Erfreut landet er auf dem Blatt und beginnt, auf und ab zu wippen **(Schaukelstuhl)**. Dann setzt der kleine Falter seine Reise fort.
An einem Fluss sieht er eine bogenförmige Holz**brücke**. Gerade will er darüber fliegen, als ihn ein großer Vogel erschreckt, der sich in diesem Moment aus dem Wasser erhebt.
Was für ein prächtiger **Schwan**! Sein Gefieder ist so weiß wie der Schnee und sein Schnabel leuchtet golden in der Sonne. „Oh, hat der große Flügel!", denkt der Schmetterling, und sehnsuchtsvoll blickt er dem Schwan nach, bis dieser am Horizont verschwindet.
Nun fliegt der kleine Falter auf eine wunderschöne **Blumen**wiese zu. Das klitzekleine Gänseblümchen gehört zu seinen Lieblingsblumen.
„Seltsam, da bewegen sich doch die Grashalme, obwohl kein Lüftchen weht." Doch dann entdeckt er den Grund dafür: Auf der Wiese hat es sich ein **Hase** gemütlich gemacht, der genüsslich an einem Blumenstängel mümmelt. Der Schmetterling kitzelt den Hasen an der Nase.

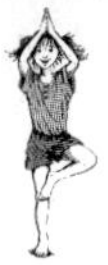

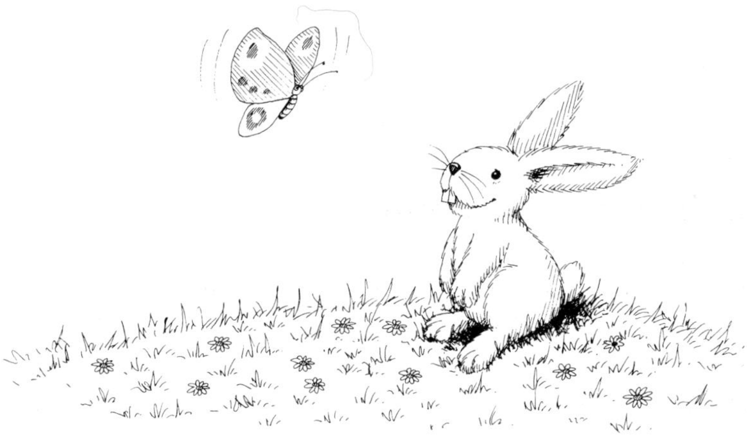

„Hatschi, was war denn das?“, wundert der sich. „Ach so, kleiner Schmetterling, du bist es. Das hätte ich mir ja gleich denken können.“
In der Ferne hören sie Kinderlachen. Der Hase hat ein gute Idee: „Komm, wir besuchen die Kinder auf dem Spielplatz, die werden sich bestimmt freuen.“ Dort angekommen, flattert der Schmetterling auf eine **Sprossenleiter**.
Jetzt hat ihn ein kleines Mädchen entdeckt. Sprosse für Sprosse klettert sie hinauf. Doch als sie dem Schmetterling zu nahe kommt, fliegt dieser auf und setzt sich übermütig auf ihren Kopf. Das Mädchen freut sich riesig über ihren lebenden Haarschmuck!
„Nun wird es aber Zeit zu gehen“, sagt der Hase zu seinem Freund. So setzt sich der Schmetterling fröhlich zwischen die Ohren des Hasen und dieser rennt plötzlich los. „Halt, nicht so schnell“, ruft der Schmetterling. Er hat Mühe, nicht abgeworfen zu werden.
Aber da kommen sie an einen sehr steilen **Berg** und der Hase wird langsamer.
Erschöpft und zufrieden nach diesem herrlichen Ausflug legt er sich schließlich ins Gras und der kleine Falter setzt sich auf seinen Bauch. Gemeinsam lassen sie sich von der Frühlingssonne verwöhnen (**Sonnenentspannung**).

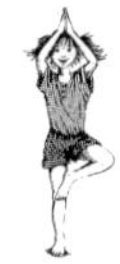

Eine aufregende Bootsfahrt

Asanas: Waschen ohne Wasser, Boot, Schaukelstuhl, Fisch, Buch, Blume, Schildkröte, Baum, Windmühle, Mond
End-Entspannung:
Kuscheltierentspannung

Heute darf Anna mit Onkel Walter eine Bootsfahrt machen. Schon in aller Frühe steigt sie aus dem Bett und öffnet das Fenster. Frische Morgenluft strömt ihr entgegen. Tief atmet Anna ein und aus.
Dann läuft sie schnell ins Bad und wäscht sich gründlich. Zuerst das Gesicht, dann die Arme, Beine und schließlich den Bauch (**Waschen ohne Wasser**).
Anna zieht sich rasch an. Sie ist so aufgeregt, dass sie nicht still stehen kann. Da endlich kommt Onkel Walter. Die beiden gehen zum See und dann heißt es Leinen los für die große Fahrt. Es ist ein warmer, windstiller Tag. Das **Boot** schaukelt sanft hin und her (**Schaukelstuhl**).
In dem klaren Wasser kann Anna bis auf den Grund des Sees schauen. Und was es da nicht alles zu entdecken gibt! **Fische** in allen Größen und Farben schwimmen umher, und weil Anna ihre Namen nicht kennt, nimmt Onkel Walter ein Bestimmungs**buch** zur Hand und erklärt ihr alles. „Schau, da, ein Hecht! Ihn erkennst du an dem länglichen Maul. Und dort, ein kleiner Barsch!“
Anna sieht auch große Käfer, die über den sandigen Boden laufen, und kleine Schnecken, die an bunten Wasser**blumen** kleben.
Plötzlich schwimmt etwas Seltsames genau auf das Boot zu.

Es ist groß, rund und dick. Was könnte das sein? Als es näher kommt, erkennt Anna eine Wasser**schildkröte**. Sie schaut Anna direkt ins Gesicht. Fast scheint es, als würde sie lächeln und sagen wollen: „Heute ist ein schöner Sommertag, nicht wahr?“ Aber da taucht sie auch schon langsam ins Wasser ein und verschwindet wieder.
Mit einem Mal fängt das Boot heftig an zu schaukeln. Anna fällt auf den Boden, rappelt sich mühsam wieder auf und bleibt zunächst einmal auf allen vieren stehen, um bei dem Geschaukel nicht ins Wasser zu fallen. Was ist geschehen?
Das Boot ist an einen **Baum** gestoßen, der aus dem See ragt. Der Onkel hat ihn übersehen, weil er die Schildkröte betrachtete. Aber wo ist Onkel Walter jetzt?
Da muss Anna schrecklich lachen. Onkel Walter plantscht wild im Wasser herum. Seine rudernden Arme gleichen **Windmühlen**flügeln im Sturm. Es dauert eine ganze Weile, bis Anna ihn wieder ins Boot gezogen hat.
Inzwischen ist es Abend geworden und man kann den **Mond** am Himmel sehen. Die beiden Abenteurer kehren nach Hause zurück.
Als Anna wenig später wohlig warm in ihrem Bett liegt, legt sie sich ein Kuscheltier auf ihren Bauch **(Kuscheltierentspannung)** und lässt den Tag noch einmal in Gedanken an sich vorüberziehen: die Aufregung am Morgen, das leise schaukelnde Boot, die verschiedenen Wassertiere, die Schildkröte, die mit ihr zu sprechen schien, und schließlich Onkel Walters unfreiwilliges Bad im See. Das war ein schöner Tag!

Yoga für Schulkinder

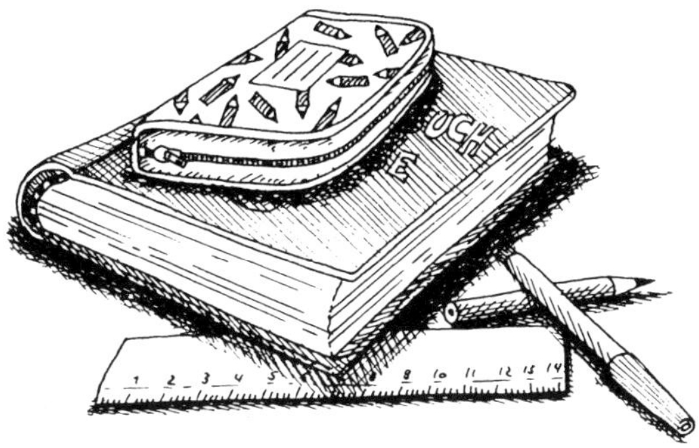

Da Yogaübungen ohne aufwendige Vorbereitung in wenigen Minuten und oftmals im Sitzen durchgeführt werden können, eignen sie sich ideal auch zur Auflockerung des Schulunterrichtes.

Kurze Pausen von fünf bis zehn Minuten mit einigen Übungen, vielleicht bei geöffnetem Fenster, können Wunder wirken: Verspannungen lösen sich, den Kindern wird neue Energie zugeführt und es fällt ihnen danach leichter, sich wieder zu konzentrieren. Doch auch vor und nach der Schule können Kinder, die schon einige Erfahrung in Yoga gesammelt haben, mit kurzen, eigenständig durchgeführten Übungen ihre Müdigkeit vertreiben und neue Kräfte für die vor ihnen liegenden Aufgaben sammeln.

Im Folgenden werden einige Übungen oder Übungseinheiten beschrieben, die sich besonders für die genannten Situationen eignen.

Yoga vor der Schule

Bei großer Müdigkeit oder Lustlosigkeit

- Sonnengebet
- Gorilla-Atmung
- Flieger

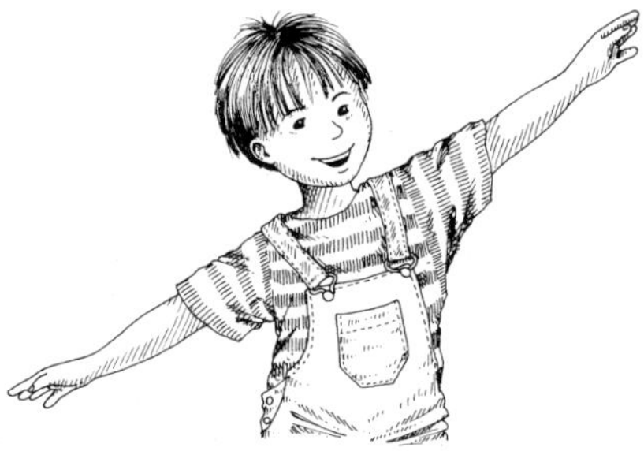

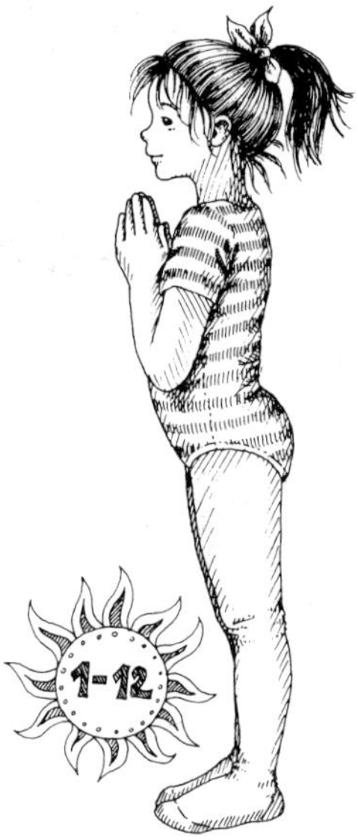

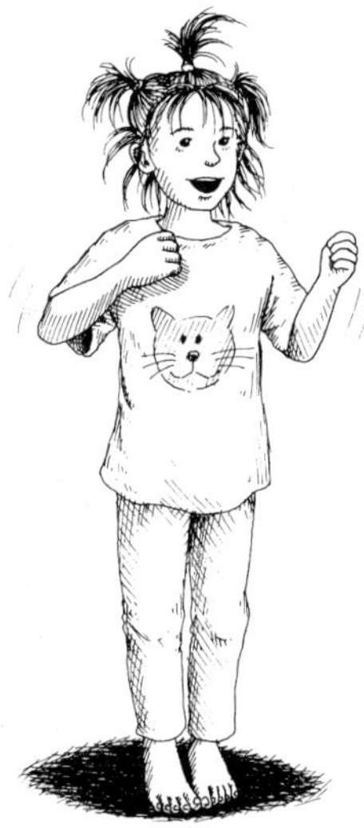

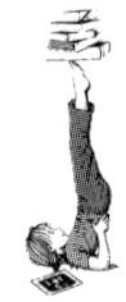

Bei Aufregung oder Unsicherheit (zum Beispiel vor einer Klassenarbeit)

- Ha-Atmung, Baum
- Hampelmann, Löwe, Sonne

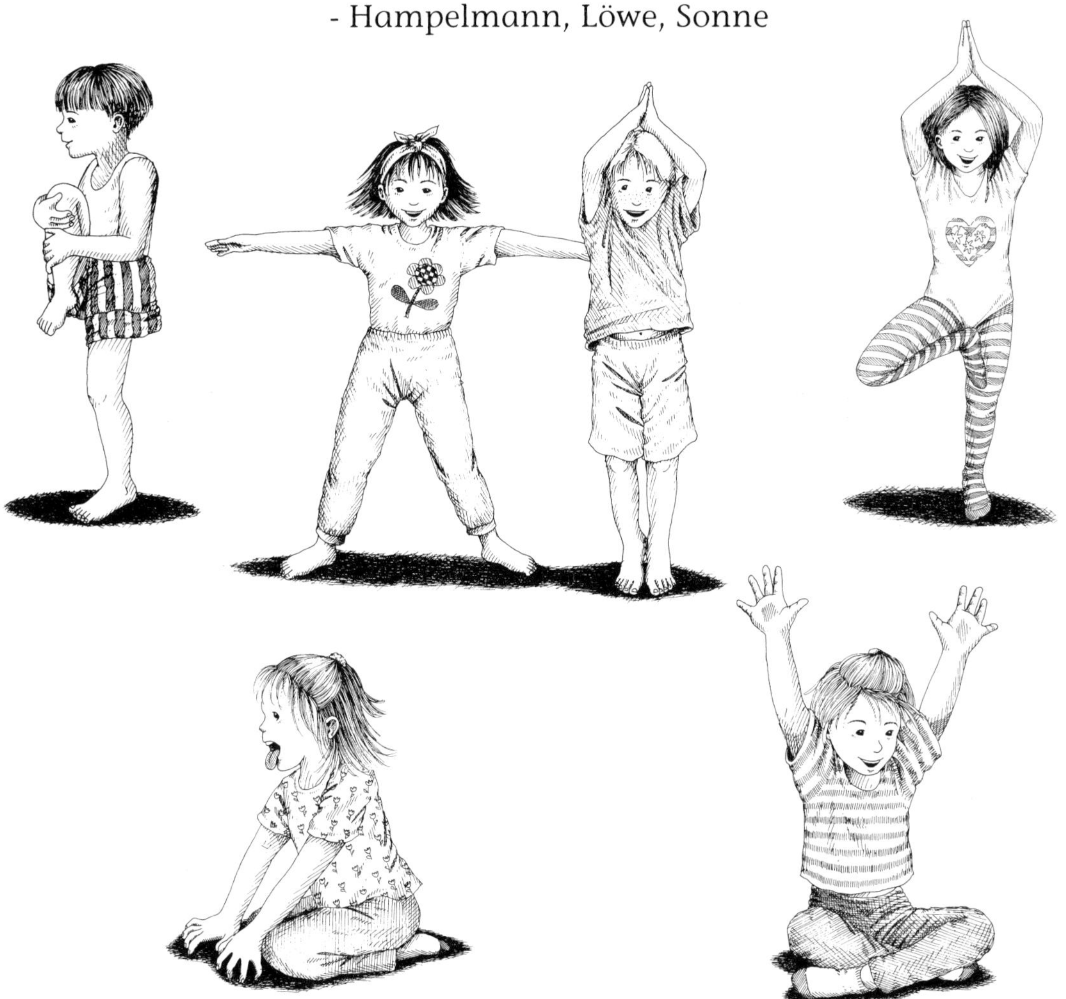

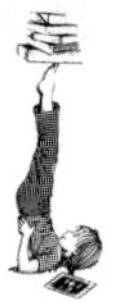

Yoga im Unterricht

Bei langem, konzentrierten Stillsitzen (zum Beispiel bei Klassenarbeiten):

- Waschen ohne Wasser, Sonne im Knie scheinen lassen (im Sitzen auf dem Stuhl), Berg II
- Wetterübungen, Sonne im Knie scheinen lassen, Sonne (im Sitzen)

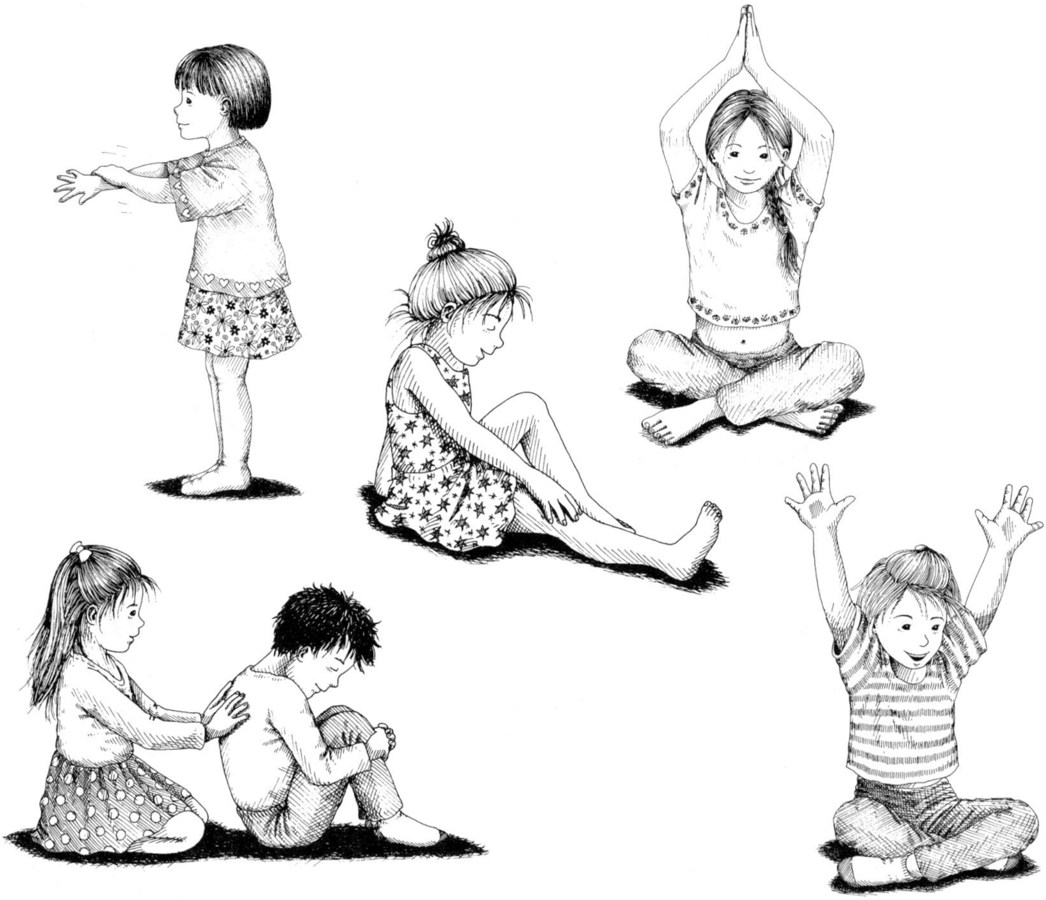

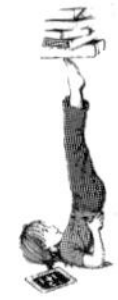

Bei Unterrichtswechsel am Anfang oder Schluss der Stunde:

- Hampelmann, Flieger, Baum
- Wetterübungen, Buch II, Pfeil

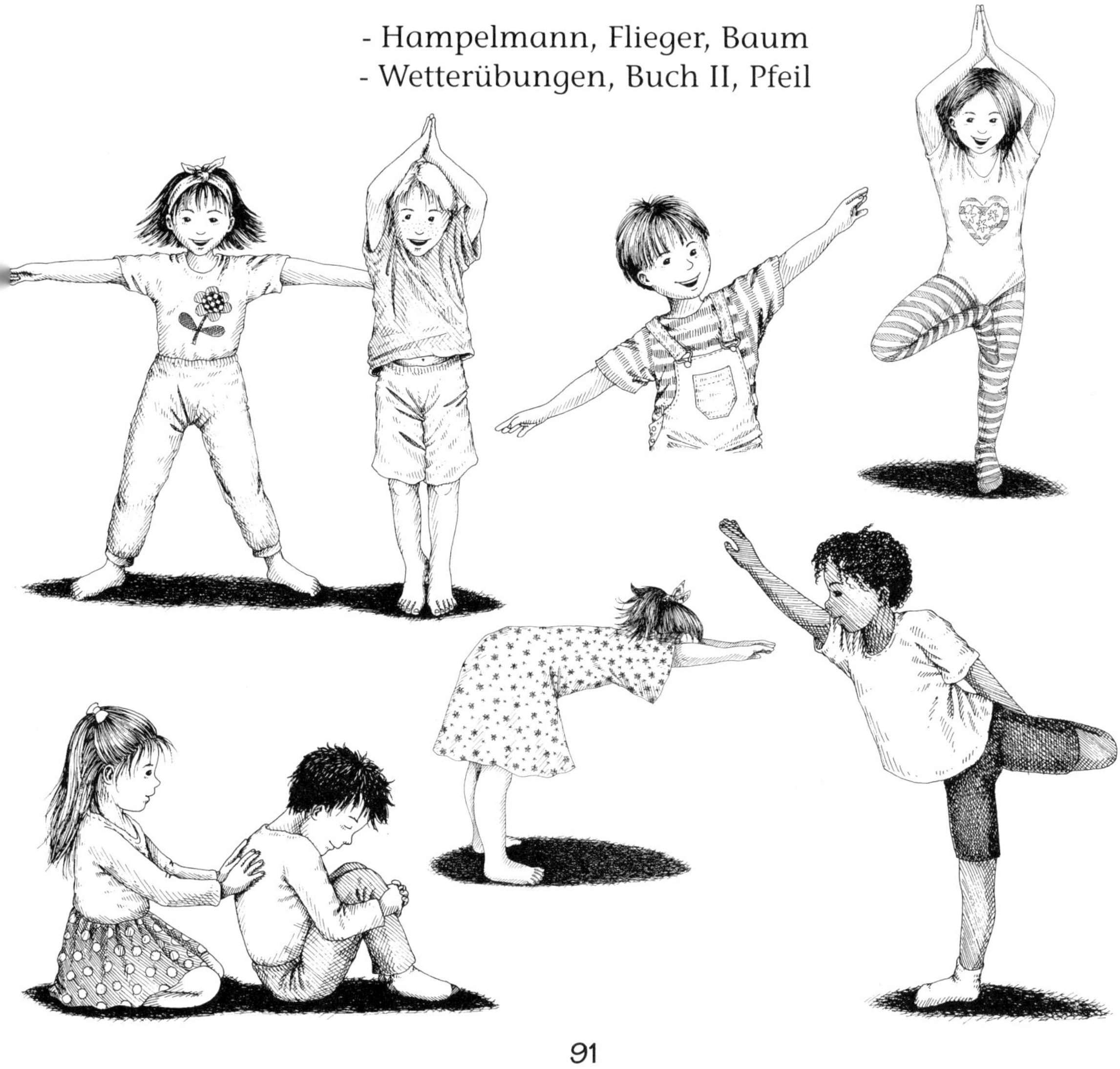

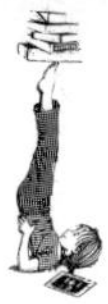

Zum Frischwerden vor der vorletzten oder letzten Stunde:

- Ha-Atmung, Buch II, Windmühle (im Stehen), Baum
- Waschen ohne Wasser, Gorilla-Atmung, Sprossenleiter

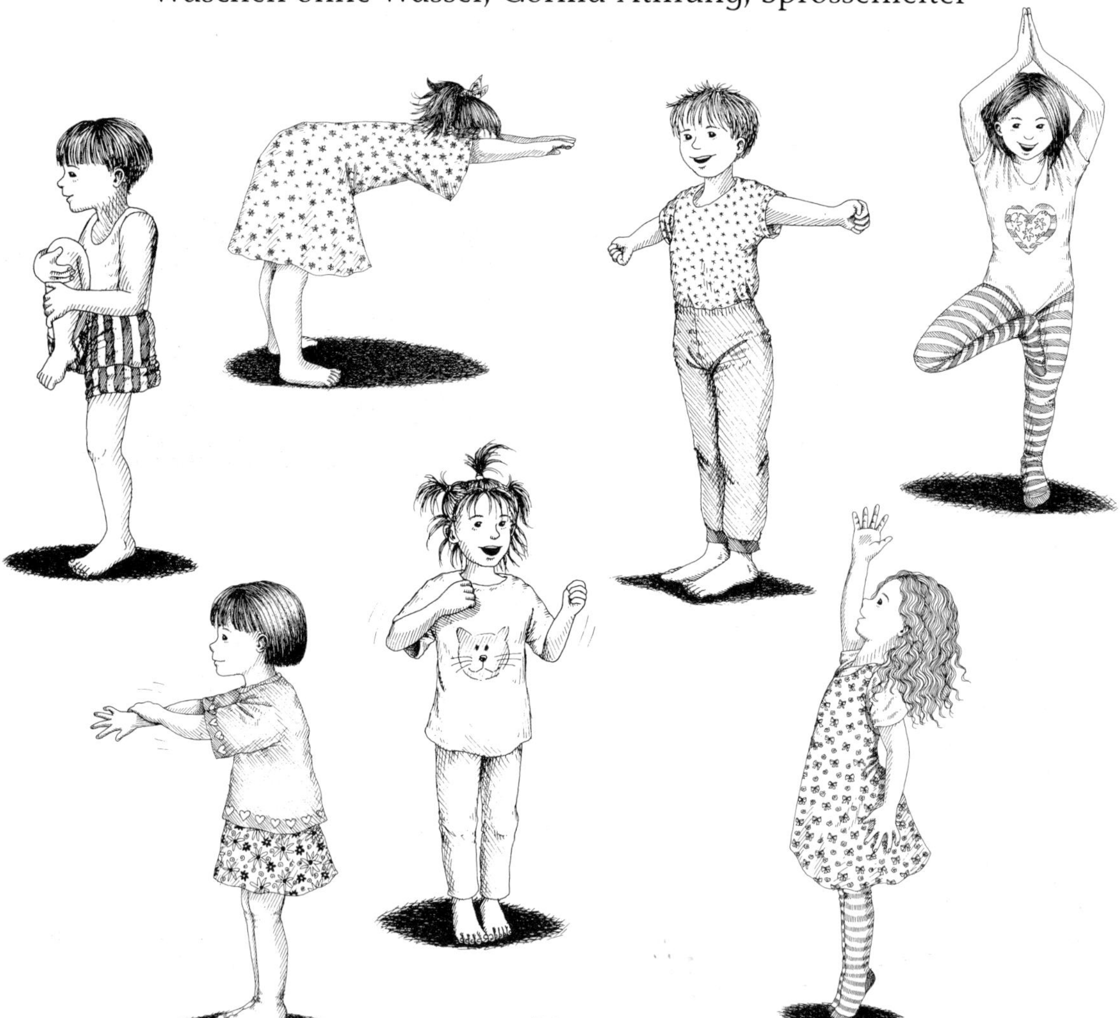

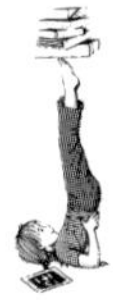

Für langes Sitzen bei besonderen Anlässen (zum Beispiel, wenn eine Geschichte vorgelesen wird):

- Waschen ohne Wasser oder Wetterübungen, Sonne im Knie scheinen lassen, Schmetterling (im Sitzen auf dem Stuhl), Lotossitz

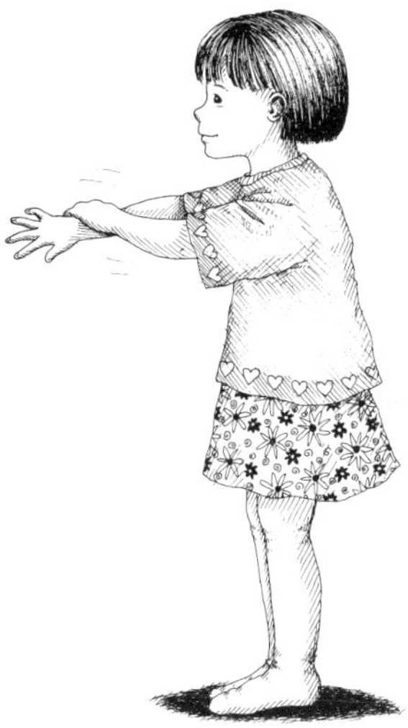

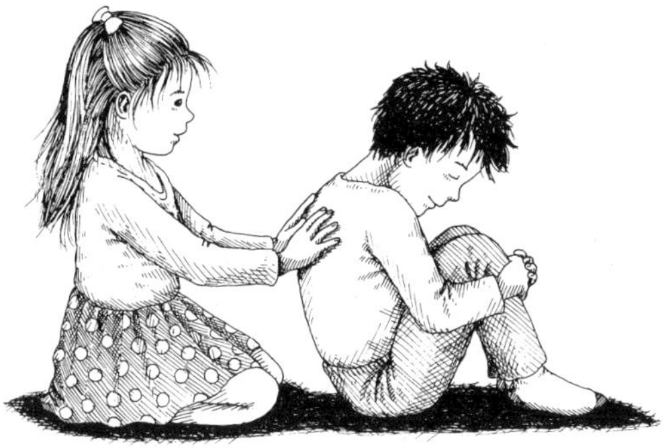

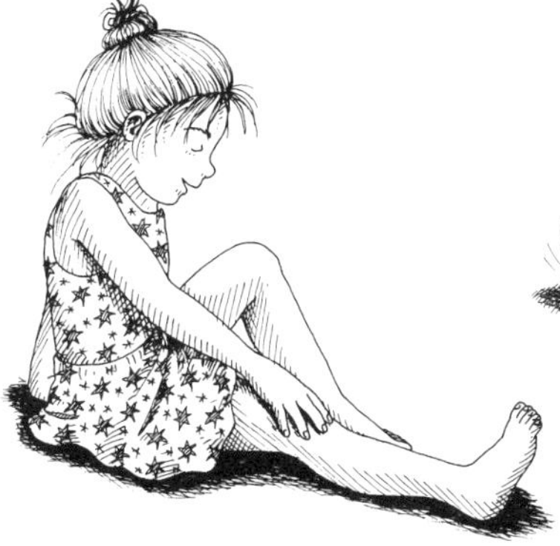

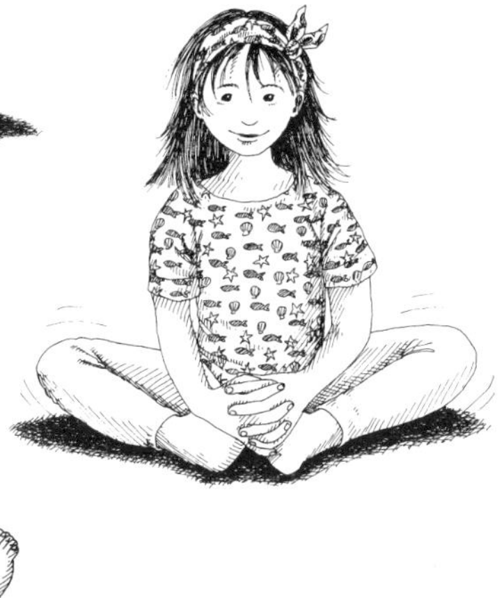

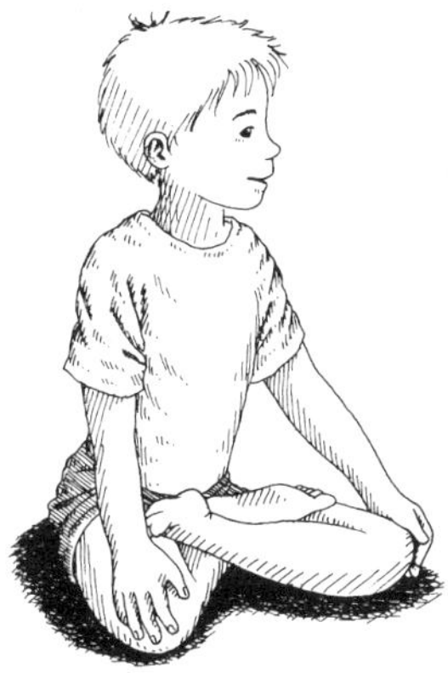

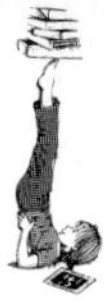

Yoga nach der Schule

Vor den Hausaufgaben:

- Schaukelstuhl, Windmühle, Sprossenleiter

Bei mangelnder Konzentration:

- Schmetterling, Blume, Sonnenentspannung

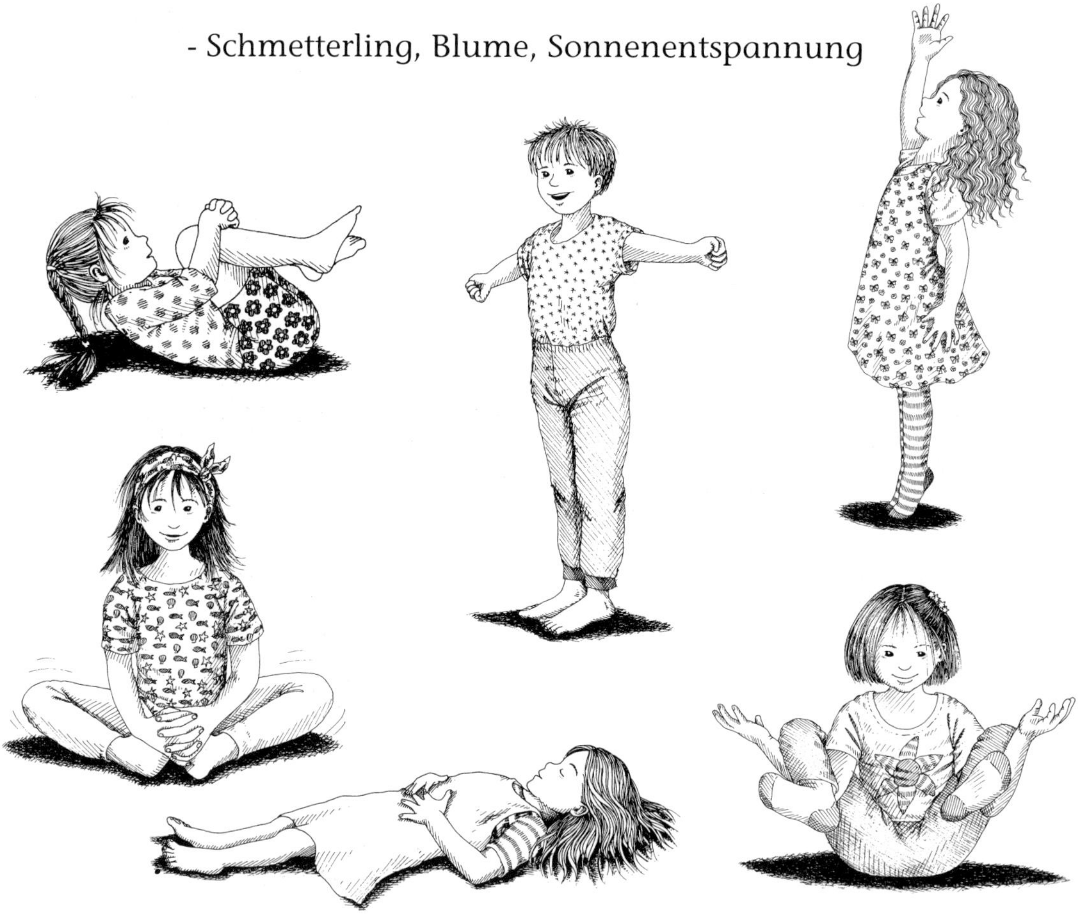

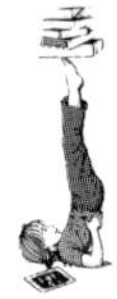

Nach einem unglücklich verlaufenden Schultag (zum Beispiel wegen schlechter Noten):

- Ha-Atmung, Adler
- Gorilla-Atmung, Pfeil

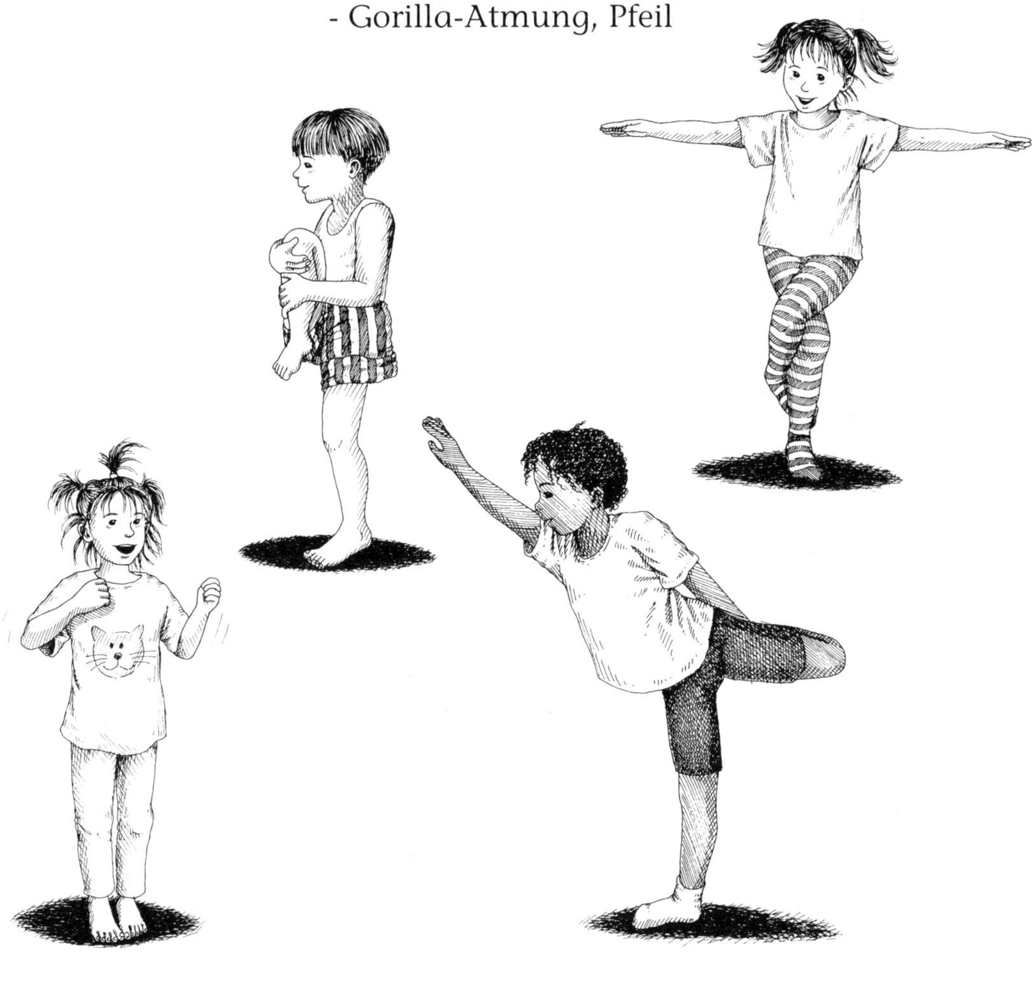